体不寒，病不找

一辈子做个暖女人

胡巧珍 主编

电子工业出版社
Publishing House of Electronics Industry
北京·BEIJING

未经许可，不得以任何方式复制或抄袭本书之部分或全部内容。
版权所有，侵权必究。

图书在版编目（CIP）数据

体不寒，病不找：一辈子做个暖女人/胡巧珍主编. —北京：电子工业出版社，2020.6
ISBN 978-7-121-38721-0

Ⅰ.①体… Ⅱ.①胡… Ⅲ.①女性－祛寒－基本知识 Ⅳ.①R254.1

中国版本图书馆CIP数据核字（2020）第039548号

责任编辑：郝喜娟
印　　刷：三河市华成印务有限公司
装　　订：三河市华成印务有限公司
出版发行：电子工业出版社
　　　　　北京市海淀区万寿路173信箱　邮编：100036
开　　本：720×1000　1/16　印张：16.25　字数：208千字
版　　次：2020年6月第1版
印　　次：2020年6月第1次印刷
定　　价：68.00元

凡所购买电子工业出版社图书有缺损问题，请向购买书店调换。若书店售缺，请与本社发行部联系，联系及邮购电话：(010) 88254888, 88258888。
质量投诉请发邮件至zlts@phei.com.cn，盗版侵权举报请发邮件至dbqq@phei.com.cn。
本书咨询联系方式：haoxijuan@phei.com.cn。

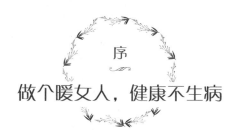

序
做个暖女人，健康不生病

我们常说"岁月是把刀"，其实，对于女人来说，体寒才是一把刀，刀刀毁坏女人的健康，催着女人变老。此外，十个女人九个寒，现代女性普遍存在体寒问题。

中医认为，"十病九寒"。寒是一切麻烦的根源，是疾病的温床。因为气血遇寒则凝，而凝则瘀，瘀则堵，堵则瘤。人体的气血运行会因寒而变得缓慢，甚至瘀堵不畅。

因此，那些不注意身体保暖和经常食用生冷食物的女性，她们周身的血液会变得黏稠，气血运行也会变得不畅或瘀滞，久而久之变成体寒或宫寒，从而不仅失去了靓丽容颜，诸多疾病也会找上门来。

简单来说，体寒对于女性的影响主要表现为三个方面：

容貌方面

- ◆ 面色苍白、晦暗或黧黑
- ◆ 面部易长色斑、痘痘
- ◆ 皮肤干燥，容易干裂
- ◆ 头发干枯，容易脱落
- ◆ 身材走形，变得肥胖或瘦弱
- …………

身心方面
- ◆ 精神萎靡，疲倦乏力
- ◆ 畏寒怕冷，手足不温
- ◆ 睡眠质量差，容易失眠
- ◆ 身体免疫力下降
- ◆ 关节部位易酸痛，手脚易发麻，下半身水肿
- ◆ 口腔容易发炎，长溃疡
- ◆ 爱便秘，常感觉肚子发胀不适，或大便溏稀、易腹泻
- ◆ 尿频，且排尿出现困难
- ◆ 月经不调，痛经严重

……………

疾病方面
- ◆ 肠胃炎
- ◆ 高脂血症
- ◆ 糖尿病
- ◆ 妇科病
- ◆ 不孕症
- ◆ 抑郁症

……………

那么，女性该如何避免这些不良影响呢？那就是要让身体暖和起来。

元代著名医家朱丹溪曾说："血见热则行。"身体暖和了，气血运行也就顺畅了。身体上至头部、下至足部，外至皮肤与毛发、内至五脏六腑，皆能得到气血的濡养，一切身体功能正常，女性便可表现出皮肤有光泽，毛发浓密、润泽，身材匀称的健康美丽状态。因此，做女人不能做冰女人，一定要做暖女人！暖养出来的女人才漂亮、才健康！

目录 CONTENTS

第一章 | 暖养是女人健康、美丽的前提
　　一旦不暖，体寒就会找上门 / 2
　　十个女人九个寒，究竟为哪般 / 3
　　寒气逼人，既不漂亮又不健康 / 6
　　专家在线：寒与湿、瘀相伴而生 / 8

第二章 | 注意细节，懂生活的女人体不寒
　　穿着很重要，要风度也要温度 / 12
　　赶走体寒，请花点心思泡个澡 / 16
　　正确洗头，不让寒气逗留 / 19
　　养好脚，体不寒，病不找 / 21
　　睡眠不佳会和体寒形成恶性循环 / 24
　　日光浴，晒太阳补阳气 / 27
　　四季暖养，这些细节要知道 / 28
　　用心灵温度提升身体温度 / 32

第三章 ｜ 食养，向食物要温度

糯米	暖脾胃，止虚寒	/ 36
黑米	滋补女人的"补血米"	/ 40
红豆	利水消肿，理气通经	/ 44
南瓜	补血通便好食材	/ 48
韭菜	补肾益阳，散瘀活血	/ 52
辣椒	温中散寒，行痰逐湿	/ 56
生姜	家备小姜，小病不慌	/ 60
大蒜	除风湿，破冷气	/ 64
洋葱	祛寒杀菌，开胃消食	/ 68
山药	调脾胃，补虚羸	/ 72
平菇	追风散寒，舒筋通络	/ 76
红枣	益气养血，不显老	/ 80
桂圆	开胃益脾，养血安神	/ 84
板栗	益气健脾，补肾强筋	/ 88
核桃	祛寒暖身的"长寿果"	/ 92
樱桃	养血补虚佳品	/ 96
荔枝	暖补脾精，温滋肝血	/ 100
山楂	消食健胃，行气散瘀	/ 104
枸杞子	可改善虚劳体寒	/ 108
红糖	女人不可百日无糖	/ 112
羊肉	辅助治疗虚劳寒冷	/ 116
牛肉	益气健脾，强健筋骨	/ 120
鸡肉	"济世良药"，暖身补虚	/ 124
鳝鱼	补虚强筋，体不寒	/ 128
带鱼	暖胃，补虚，泽肤	/ 132

虾　　温补肾阳的好选择 / 136

淡菜　补肝益肾的海中贻贝 / 140

专家在线：应该知道的食养细节 / 144

第四章 | 动养，向运动要温度

暖身运动，首推有氧运动 / 150

深蹲，练出翘臀、赶跑体寒 / 156

原地跳跃，锻炼下肢、燃烧脂肪 / 157

活动手脚，寒气消、身体棒 / 159

脚跟走路，补肾气、暖身体 / 161

伸展操，散寒暖身效果好 / 162

瑜伽12式，释放身体寒气 / 167

忙里偷闲，办公室"椅子操" / 173

随时随地，居家暖身小动作 / 176

专家在线：应该知道的动养细节 / 180

第五章 | 穴位用得好，散寒暖身有奇效

艾灸是简单有效的除寒方式 / 184

大椎穴　　身体阳气的"入海口" / 186

身柱穴　　人体的"顶梁柱" / 188

期门穴　　养肝脏，顺气血 / 190

膻中穴　　宽胸理气，预防体寒 / 191

关元穴　　女性健康的要穴 / 193

气海穴　　"气海一穴暖全身" / 194

天枢穴　　肠胃不适的克星 / 196

命门穴　　肾阳之火暖全身 / 198

肾俞穴　　补肾益精，缓解腰痛　/　200
腰阳关穴　让阳气通行无阻　/　201
阳池穴　　人体阳气的生发池　/　203
劳宫穴　　人体的"劳动模范"　/　205
三阴交穴　温养女人不显老　/　206
足三里穴　调胃脏，充气血　/　208
血海穴　　补血养血，活血化瘀　/　210
阴陵泉穴　祛除湿气的好帮手　/　211
太溪穴　　可改善手脚冰凉　/　213
太白穴　　健脾补脾功效强　/　214
涌泉穴　　暖身养肾的"泉眼"　/　216
专家在线：按摩和艾灸的注意事项　/　217

第六章｜体寒惹的身心病，调养一下就会好

胃寒胃痛，打好"保胃战"　/　222
体寒腹痛，找神阙穴帮忙　/　225
经常腹泻，暖养止泻才正确　/　227
虚寒便秘，简单几招来缓解　/　231
面色苍白，益气补血是关键　/　234
头发干枯，吃黑色食物来调养　/　239
虚寒咳嗽，方法不对则南辕北辙　/　244
痛经，很可能是体寒警报　/　247
体寒心易冷，暖养对抗抑郁症　/　250

第一章

暖养是女人健康、美丽的前提

这并非危言耸听！身体一旦不暖，体寒就会找上门，不仅易使女人面色晦暗、皱纹早生、头发早白、容易发胖，还会导致免疫力下降，易患便秘、月经不调、乳腺增生、高脂血症、糖尿病等疾病。

一旦不暖，体寒就会找上门

俗话说"十女九寒"，这句话一点也不夸张。在日常诊疗中，笔者便常遇到体寒的女性朋友。那么，什么是体寒？又具体有哪些表现呢？

体寒，更准确地说应该被称为"虚寒"，就是体质虚且寒。对于病情，中医常用"八纲辨证"来说明，即"阴、阳、表、里、虚、实、寒、热"。如果虚和寒的症状同时在一个人身上表现出来，那么她就患了虚寒证，也就是我们常说的体寒。

体寒的具体表现

轻度体寒

1. 喜暖怕冷，手脚冰凉；
2. 面色暗淡，无血色；
3. 容易感冒，且感冒恢复期长；
4. 经痛严重，腹部有垂坠感；
5. 易疲劳，关节部位易酸痛；
6. 睡眠浅，睡眠质量差。

中度体寒

1. 口腔内易发炎，易长溃疡；
2. 容易便秘，经常感觉肚子胀；
3. 只要一受寒，马上腹泻；
4. 皮肤干燥，且易干裂；

第一章
暖养是女人健康、美丽的前提

5. 脚后跟易干裂，脚部血液循环差；

6. 经期紊乱，天冷后易延期或量少。

重度体寒

1. 睡了一夜，依旧手脚冰凉；

2. 起床时，常感觉手脚发麻；

3. 经常感到胃部胀气，受寒后易胃痛；

4. 经常感到疲倦，四肢发酸；

5. 下半身水肿明显；

6. 尿频，有时排尿困难。

手脚冰凉是体寒的典型表现之一。如果手脚经常会像浸过冷水一样，摸起来冰凉（冬季尤为明显），甚至伴有手脚发麻的症状，那么请务必警惕，确认自己是不是体寒！

十个女人九个寒，究竟为哪般

要想改善体寒，使身体真正暖起来，我们首先必须知道：体寒究竟是什么原因引起的？这也是许多患者曾问笔者的问题。简单来说，女性容易体寒，是由女性天生的体质和一些不良的生活习惯交错而引起的。

女性更容易体寒

中医认为，"女人以血为本"而"血为阴"，女性的体质属阴，天生阳气较弱。阳气是维持生命活动的基础，可以视为藏在我们身体里的"火"，有温养身体、推动气血运行、抵御外邪入侵的作用。女性更容易缺少阳气。一旦阳气不足，就会出现手脚冰凉、畏寒怕冷、精神不振等体寒症状。

另外，从月经初潮开始，女性每个月都会行经，容易耗损气血；尤其是月经量多、经期长的女性朋友，气血损耗更多。一旦气血不足，身体就会被寒乘虚而入，随之而来的就是手脚冰凉、面色苍白、头晕眼花、心悸失眠。

不良的生活习惯导致体寒

熬出来的体寒

《黄帝内经》云："以一日分为四时，朝则为春，日中为夏，日入为秋，夜半为冬。"这里所说的"夜半"即子时（23点至1点），相当于一年四季中的冬季，应该"冬藏"。《黄帝内经》指出："子时大睡。"子时，阴气最盛，阳气初生，此时应进入睡眠状态，从而有助于阳气生发。如果我们经常熬夜，就会破坏身体的阴阳平衡，不仅会引发体寒，时间长了还会百病丛生。

穿出来的体寒

穿得少极易引起寒邪入侵。许多女性朋友要风度不要温度，即使是寒凉的深秋、冬季，也依然是露脐装、露背装、短裙配打底裤，从而使寒邪轻而易举地进入体内，久而久之造成体寒。

吃出来的体寒

正所谓"病从口入"，经常吃生冷寒凉的食物也会导致体寒。尤其是在炎热的夏季，雪糕、冰激凌、冷饮等是许多人的最爱，虽然吃的时候感觉凉爽，但却忽略了吃进去的还有寒邪。就这样，吃着吃着，体寒就被吃出来了。

减出来的体寒

很多女性为了身材苗条，经常节食减肥。殊不知，过度节食不仅会导致营养不良，还易给寒邪可乘之机。《黄帝内经》云："故谷不入，半日则气衰，一日则气少矣。"人若不及时吃饭，就会导致精气衰弱；精气不够，就会正气不足，外邪便会乘虚而入。不过，吃得过饱也不好，《黄帝内经》指出："饮食自倍，肠胃乃伤。"饮食过饱、甚至暴饮暴食，会加重肠胃负担，时间久了会使肠胃损伤，必然影响气血化生，气血不足也会引发体寒。

坐出来的体寒

长时间伏案工作，长时间对着手机、电脑不动的女性朋友们，不但要小心肥胖，还要谨防体寒来袭。中医认为，"动则生阳"，经常适当运动可舒筋活络，使气血通畅，身体自然会暖和起来。

 生活中，很多女性既要忙于工作又要兼顾家庭，承受的压力可想而知。沉重的压力透支了健康，早衰、免疫力下降、体寒都来了。因此，我们要学会缓解压力，以积极的心态面对生活。

 寒气逼人，既不漂亮又不健康

爱美是女人的天性，但美不仅来自外在的装扮，更来自内在的调养，尤其是暖养。因为一位体内寒气逼人的女性，不仅面色差、易早衰，而且容易患多种疾病。

❀ 体寒的女性易早衰

面色晦暗

中医认为，寒有凝滞的特性，体寒则血瘀，血瘀则气血运行不畅，莫名的瘀斑和没来由的疼痛（"痛则不通，通则不痛"）是血瘀的主要表现。此外，血瘀的女性还会面色晦暗、皮肤粗糙、容易长斑。

皱纹早生

体寒和气血不足会相互影响。女性气血不足，体寒常接踵而来；女性体寒，又会造成或加重气血不足。面部肌肤会因气血滋养不够，导致苍白松弛、皱纹早生。

头发早白

润泽、浓密的秀发是女性朋友梦寐以求的，但很多人不知道，头发的生长与脱落、润泽与枯槁，其实能够反映出人体的气血是否充足（"发为血之余"）。体寒的女性常因气血不足而头发干枯、无光泽、易折断、发黄或早白。

容易发胖

体寒的女性更容易囤积脂肪，这是因为体内器官如果温度不够，就会储存脂肪来保暖，尤其是腰腹部会长出更多脂肪。另外，寒湿常相伴而行

(注：下一节有具体讲述)，脾喜燥而恶湿，一旦湿邪困脾，脾的运化功能就会下降，会使营养物质和代谢废物滞积在身体里，时间长了就会造成肥胖。

❀ 体寒的女性易生病

疼痛

痛经、关节痛、头痛、腰痛等，常会随体寒出现。这是由于体寒导致经脉气血不通，且这些疼痛往往在洗热水澡或热敷后能够缓解。

胃痛、腹泻

"胃喜暖畏寒"，体寒的女性只要稍一受凉，便会胃痛，且常伴有腹泻的症状。此时，喝点热水或拿热水袋捂一下能够减轻。

便秘

与腹泻相反，有些体寒的女性被顽固性便秘困扰，这是由肠道温度低、蠕动能力差所导致的。经常泡热水澡、用热水袋捂腹部，能够缓解便秘。

感冒

女性体寒，身体免疫力下降，抵御疾病的能力变差，更容易被感冒侵袭，而且一旦感冒就缠绵难愈。

月经不调

体寒会导致气血虚弱，同时易引起血瘀，这是引发月经不调的重要原因。体寒引起的月经不调，特点是经期常常延后，且伴有手脚冰凉。

白带异常

白带异常又称带下，多认为是脾失健运、水湿下注所致。如果体寒，脾阳受损，脾的运化能力就会失常，容易白带异常。

暖养小贴士

体寒易诱发的疾病不止以上这些。比如，体寒的女性朋友常会宫寒，即子宫寒冷，不仅会出现月经不调、痛经、白带异常等问题，甚至会引发不孕；体寒的女性更易患抑郁症，她们思考问题常悲观消极。

专家在线：寒与湿、瘀相伴而生

❀ 寒湿交织

在日常诊查中，笔者常遇到体寒且伴有湿气内聚的女性朋友。事实上，寒与湿常相伴而生。此外，我们也常说"虚则寒，寒则湿"，意思是说，体质虚弱的人阳气不振，难以祛除寒邪，进而易被湿气侵袭，以致气血运行不畅。

那么，被湿气侵袭是什么样的状态呢？举个形象的例子，当身体内有湿气时，就像穿着衣服从泳池出来，浑身湿重，感到异常难受。

湿邪入侵的具体表现

特　性	具体表现
湿为阴邪	阻滞气机，损伤阳气
湿性重浊 （沉重、浑浊）	周身困重、四肢倦怠、头重如裹湿衣、关节重着痹痛
湿性黏滞 （黏腻、停滞）	舌苔黏腻、小便涩滞不通、大便黏腻不爽、病情缠绵难愈
湿性趋下	易患于人体的下部，表现为下肢水肿、泻痢、白带异常

❀ 寒则生瘀

人体的气血"得温则行，遇寒则凝"。如果寒邪侵犯人体，就会阻碍气血的运行，甚至会导致气滞血瘀。气滞和血瘀互为因果，多同时并存，气滞可导致血瘀，血瘀必然兼有气滞。

第一章
暖养是女人健康、美丽的前提

对于气滞和血瘀，在日常诊查中一般难以明确区分孰先孰后，但辨别气滞与血瘀的主次十分必要。那么，气滞和血瘀又有哪些具体表现呢？

气滞和血瘀的具体表现

主　次	具体表现
偏重于气滞	胸闷喜叹息，两胁、胃、腹胀痛，嗳气，咽部如有异物梗阻，性格内向，郁郁寡欢，情绪波动时易腹痛腹泻，常感乳房、小腹胀痛
偏重于血瘀	口唇爪甲紫暗，皮肤有青紫斑或粗糙；局部刺痛或绞痛，固定不移，或触及肿块；面部色素沉着，有黑眼圈，有黄褐斑；痛经，血色紫暗夹有血块，或闭经

第二章

注意细节，懂生活的女人体不寒

从某种意义上来说，体寒是种生活方式病。因此，预防和改善体寒需要从培养良好的生活方式开始。比如，穿着保暖舒适、花点心思泡澡、每天泡脚、保证充足睡眠、晒晒太阳……

穿着很重要,要风度也要温度

身体不暖,有时候是因为你的穿着打扮有问题。穿得少,身体很难阻止寒气入侵,而且不注意穿着细节也可能导致体寒。就穿着与体寒的问题,笔者曾专门举办过"暖衣行动,美丽不'冻'人"的讲座。

❀ 露脐装危害大

露脐装大胆前卫,深受许多年轻女性的欢迎。不过,她们在秀自己苗条身材的同时,却忽略了对脐部、腰部的保护,很容易为寒气大开方便之门。

古人云:"脐为五脏六腑之本,元气归藏之根。"此处的皮肤十分薄弱,是身体极易受凉的部位之一。一旦寒气通过肚脐入侵,损伤阳气,就会导致手脚冰凉、月经不调、痛经。

此外,穿露脐装会使腰腹部裸露,如果损伤肠胃、肾脏、子宫,各种疾病就会接踵而来。对于年轻女性来说,如果子宫受寒,就可能导致不孕;而且,很少有人意识到:当你把腰腹露出来的时候,腰腹的温度就会变低,久而久之,身体就容易在此处长出额外的脂肪来抵御寒气的入侵……如果"水蛇腰"变成"水桶腰",就得不偿失了。

或许有人会问:"冬季不能穿,炎炎夏日应该可以吧?"笔者建议,夏季也尽量不要穿露脐装,因为寒邪并非冬季独有,且夏季常吹风扇、空调,若不注意腰腹保暖,也会对身体造成危害。

第二章
注意细节，懂生活的女人体不寒

🍀 请扔掉打底裤

在秋冬来临、气温下降后，打底裤成了很多女性的标配。然而，打底裤（即使是加绒加厚的）对于寒冷的天气来说依旧过于单薄，会让身体始终处于寒冷之中。另外，打底裤包裹得太紧，不利于双腿的血液循环，也使身体暖和不起来。事实上，常穿打底裤还有其他一些危害。

皮肤瘙痒

打底裤较紧，会增加对皮肤的摩擦和压迫，加上秋冬季节空气干燥，皮肤抵御外界不良刺激的能力变差，就容易造成皮肤瘙痒。

脂膜炎

皮下脂肪层中的脂膜，在天气寒冷时受到刺激，会引起脂肪层血管收缩，导致脂肪细胞因缺血而变性、坏死，从而患上寒冷性脂膜炎。末梢血液循环不良、肥胖的女性更应注意。

关节炎

打底裤常和靴子搭配。事实上，即使是长筒靴，一般也不会高于膝盖，再加上膝盖关节部位原本就肌肉少、御寒能力差，受寒气侵袭后容易引发关节炎。

阴道炎

女性私处容易受到病菌侵袭，穿过于贴身的打底裤，无疑给大量细菌提供了有利的生存环境，尤其是一些纤维材质的打底裤，往往是造成阴道炎的罪魁祸首。

🍀 看看，是不是你的穿着有问题？

除了常穿露脐装、打底裤易造成寒邪入侵，笔者还总结了与体寒有关的其他一些穿着问题，女性朋友不妨一一对照！

对帽子敬而远之？

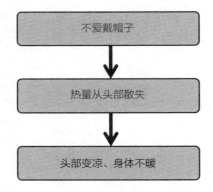

俗话说："冬季戴帽，胜过穿袄。"人体头部皮肤薄、血管丰富，体内的热量容易从头部散发，因此秋冬外出请戴帽子。对此，有人说过一个形象的比喻："一个人如果寒冷季节只是多穿几件衣服，却不戴帽子，那就像热水瓶不盖盖子一样，热气会源源不断地散发掉。"

脖子有没有捂好？

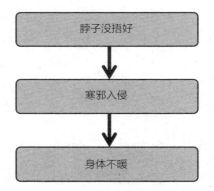

说到保暖，脖子无疑是容易被忽略的地方，而脖子后面恰恰又有一个极易被寒邪入侵的重要穴位——大椎穴（位于第7颈椎棘突下凹陷中）。中医认为，大椎穴是人体阳气的"入海口"（人体所有阳经都在此处汇聚），

第二章
注意细节，懂生活的女人体不寒

因此要特别注意保养。所以，寒冷季节外出，请戴围巾；即使是在炎热的夏季，也要注意不要让脖子受凉。

衣服是不是穿得太贴身？

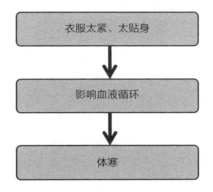

从表面上看，贴身的衣服能与皮肤紧密贴合，冷空气不易进入，进而有良好的保暖效果；但实际上，这种紧贴身体的衣服穿久了会影响血液循环，反而容易造成体寒。血液循环不佳、手脚容易冰凉的女性朋友更应注意避免穿太紧身的衣服，宽松、透气的衣服才是正确的选择。

> **暖养小贴士**
>
> 过分厚重的外套，穿起来像铠甲，不仅会使你行动不便，还会压迫血管，阻碍血液循环，加重体寒状态。因此，选择外套时以轻便暖和，且能兼顾颈、腰部的为佳。

赶走体寒，请花点心思泡个澡

体寒的女性手脚冰凉，显然血液循环差，建议经常泡个热水澡。将身体浸泡在温暖的水里，让水的温度慢慢暖透身体的每一寸肌肤，消除疲劳、促进血液循环，使身体变得暖暖的。当然，泡澡也是有讲究的。

❀ 水温，38～42℃

体寒怕冷，有人喜欢用很热的水来泡澡，殊不知，水温过高不仅会增加烫伤的风险，而且会导致交感神经兴奋，就无法起到舒缓身心的作用。此外，如果水温高、泡澡时间短，人就会变成"油炸冰激凌"的状态——表面温度很高，内部却还是凉的。为了降低皮肤的温度，大脑会下达"散热"指令，于是全身毛孔都会打开，加大热量散失的速度，最终人会觉得比泡澡前更冷。

正确做法：水温控制在38～42℃为宜。

❀ 时间，15～30分钟

很多人在热水中泡了许久都不愿意离开浴缸，毕竟泡在热水里又舒服又暖和。不过，需要提醒大家的是：在泡澡的过程中，因为血液循环加快，血液更多走向四肢，导致内脏、头部的供血相应减少，如果泡澡时间过长，容易头晕目眩。另外，泡澡时间过长，浴室里会热气弥漫，若不及时开窗换气，容易造成呼吸困难，很可能出现意外。

正确做法：泡澡时间控制在15～30分钟为宜。

第二章
注意细节，懂生活的女人体不寒

♣ 频率，每周1～2次

不建议泡澡过勤，否则会对角质层造成伤害，降低其对皮肤的保护作用，皮肤容易变得干燥、粗糙、瘙痒。一般来说，炎热的夏季，每天洗一次澡，可以每3天泡一次澡；寒冷的冬季，每2～3天洗一次澡，可以每周泡一次澡。

正确做法：每周泡澡1～2次为宜。

♣ 体寒泡澡加点料

艾叶

艾叶是一味对女性非常有益的中药，有温通经络、散寒止痛的作用。用艾叶水泡澡，可以体验艾叶散寒活血的功效。具体做法：取新鲜艾叶50克（干品减半），加清水煮开、滤汁，然后倒入浴缸中。

生姜

饮用生姜红糖水有助于温中散寒，直接用生姜水泡澡也是祛寒的好方法。现代研究发现，生姜中含有的姜辣素能有效促进血液循环。具体做法：取生姜适量，去皮、切成片，加清水煮开、滤汁，然后倒入浴缸中。

♣ 女性泡澡5不宜

早上泡澡 ✗

有人习惯早上泡澡或洗澡，以为这样做能够振奋精神，但中医并不提倡。《黄帝内经》云："阳气者，一日而主外，平旦人气生，日中而阳气隆，日西而阳气已虚。"所谓"平旦"，就是太阳出现在地平线的时候，此时正是人体阳气初生之时，需要引导和抒发，而早上泡澡或洗澡，是对刚刚复苏的阳气的粗暴干涉。

饥饿时泡澡 ✗

人在饥饿的情况下，身体血糖水平较低，无法保证泡澡时需要的热量消耗。因此，饥饿时泡澡容易出现头晕眼花、全身乏力等症状。

饭后泡澡 ×

饱餐后立刻泡澡，全身皮肤血管被热水刺激而扩张，此时较多的血液流向体表及四肢末梢，脏腑的血液供应相对减少，会严重影响消化吸收。因此，建议饭后至少过1小时再泡澡。

酒后泡澡 ×

研究发现，酒精会抑制肝脏的功能活动，阻碍糖原的释放。泡澡时，人体对葡萄糖的消耗会相对增多。如果酒后泡澡，血糖得不到及时补充，容易导致头晕眼花、甚至昏迷。

泡澡后就睡 ×

睡眠往往在体温下降后来临，而泡澡会使体温升高，推迟大脑释放促进睡眠的褪黑素。另外，如果枕着未干的头发入睡，不仅会降低睡眠质量，还容易引发头疼。因此，建议在睡前1～2小时泡澡。

泡澡后注意保暖

- ◆ 把身上的水擦干；
- ◆ 立即穿上睡衣；
- ◆ 用吹风机把头发吹干；
- ◆ 在家穿拖鞋，不光脚走路；
- ◆ 如果不立即上床，请穿袜子；
- ◆ 喝杯温开水，要小口慢饮。

正确洗头，不让寒气逗留

洗头是我们生活中必不可少的工作。一般来说，每周至少洗头2~3次。不过，很多人不知道该如何正确洗头。对此，有关专家提醒："我们平时养成的错误的洗头习惯，可能是寒邪入侵的重要原因。"

♣ 这才是正确的洗头方式

洗前先梳头

洗头前，先用梳子将头发梳开，然后用温水将头发冲洗一遍。这样可减少附着在头发上的污垢、灰尘和头屑，同时还能减少洗发水的用量，以降低对头皮的刺激。

使用洗发水

将洗发水倒出约1元硬币大小，加水轻轻搓揉至起泡，再涂抹在头部清洗，然后用温水冲洗干净。重复两次，便能彻底清洁头皮和发丝。切记不要直接将洗发水倒在头上搓洗，否则会造成头皮局部的洗发水浓度过高，时间长了容易造成异常脱发。

画圆圈洗头

洗头时应以画圆圈的方式进行，以指腹轻轻按揉约20次。有些人洗头时喜欢用指甲搔抓头皮，却没有意识到指甲中藏着许多细菌，一旦抓破头皮易诱发感染。

涂抹护发素

倒取与洗发水等量的护发素，将其均匀地抹在头发上。护发素在头发上停留的时间不宜太长，2~3分钟即可，然后用温水冲洗干净。

🍀 这些坏习惯要改掉

睡前洗头 ×

有人喜欢睡前洗头，然后匆匆上床睡觉。殊不知，这样做会导致寒湿滞留于头皮，时间一长，容易气滞血瘀、经络闭阻。因此，建议洗头的时间最好选在下班回家、稍作休息后，这样才有足够的时间让头发干透。如果非要把洗头的时间安排在晚上，要注意在睡前 1~2 小时洗，且洗头后立刻将头发擦干或吹干。

出门前洗头 ×

洗头后立即外出，头发被冷风一吹，头皮、毛孔为风、寒、湿邪大开方便之门，不仅容易患感冒、头痛，还易导致手脚冰凉、关节疼痛等。因此，洗完头后不要立刻出门，等头发完全干透再外出。

洗头前后做按摩 ×

有人一边洗头一边按摩，有人洗头后立即按摩头部。殊不知，洗头前后做按摩，等于敞开身体迎寒邪。这是因为按摩会使头部皮肤松弛、毛孔开放、经穴打开，寒、湿更容易侵袭人体。因此，建议洗头前后 1 小时内不要按摩头部。

> **暖养小贴士**
>
> 洗头的水温不能太高，否则会带走过多头皮中的油脂，不仅会损伤发质，还会令头皮出油、产生头屑。洗头的水温以头皮不感到烫为好，一般 40℃ 左右比较合适。

第二章
注意细节，懂生活的女人体不寒

养好脚，体不寒，病不找

俗话说："百病从寒起，寒从脚下生。"脚处于人体的最底端，血液供应比身体其他部位少，而且脚的表面脂肪比较薄，保温性能差，也更容易受寒气侵袭。因此，我们一定要注意脚部的保养，如果脚暖和了，身体也会暖暖的。

❀ 鞋子是脚的"保姆"

鞋子是为脚服务的，一定要认真选择。鞋子的宽度不能太窄，否则会压迫脚部，影响血液循环。一般来说，脚的最宽处要刚好符合鞋子的最宽处，最好有0.5厘米的活动空间；脚跟能抵住鞋后跟，用手指按压鞋子前端，鞋头与脚要保留0.5～1厘米的距离。

完全平底的鞋不好，鞋跟有1～2厘米的高度，脚踝肌腱才能处于舒适的状态。女性青睐的高跟鞋不必舍弃，但应选择"低跟的高跟鞋"，即3～5厘米的鞋跟。鞋底的硬度要适中，理想的鞋底能弯曲，弯曲的点在鞋前部1/3处。因为脚掌后2/3为足底筋膜，如果鞋底相应的位置过软，就无法提供足够的支撑。

鞋的用料也有讲究。如果鞋子的透气性不好，时间长了鞋子里会变得潮湿，从而带走脚部的热量，使双脚冰凉。因此，建议选择一双大小合适、透气的鞋子，并特别注意防潮，穿过一次后及时晾干。

❀ 袜子是脚的"亲随"

袜子虽然只是服饰的配角，但却是脚的"亲随"，选对袜子和选双好鞋同样重要。选购时要特别注意以下几点：

浅色优先　袜子的颜色越鲜艳，材料里添加的化学成分就越多，因此选择浅色的袜子更安全。

纯棉为主　买袜子不仅要看外形，更要看材质，纯棉袜子是不错的选择。纯棉面料的袜子吸水性和透气性好，穿在脚上不仅舒适，也能时刻保持脚部干爽。

弹性较好　袜子的大小要合适，千万不能勒在脚上，否则会压迫脚部，影响血液循环。建议选择弹性好的袜子，尤其是袜口不能过紧。

♣ 多搓脚，常按揉

搓脚心

搓脚心是自古就有的养生良方，有助于活血通络、强身健体。唐代名医孙思邈建议"足宜长擦"，苏东坡每日睡前必"闭目盘膝按揉脚心"。搓脚心的方法简单易学，最好在每晚睡前进行。具体方法为：坐在床边或凳子上，将左脚放于右膝盖上，用左手握住左脚背前部，用右手小鱼际上下搓推脚心，至脚心发热为止，换另一只脚继续。

按揉涌泉穴

涌泉穴位于足底部，在足前部凹陷处第2、3趾趾缝纹头端与足跟连线的前1/3处。古人称涌泉穴为"长寿穴"，经常按揉可补肾抗衰、活血通络。具体方法为：坐在床边或凳子上，将左脚放于右膝盖上，用左手握住左脚背前部，用右手大拇指的指腹按揉涌泉穴，至发热、有酸痛感为止，换另一只脚继续。

搓揉脚趾

脚趾离心脏远，血液循环差，睡前经常搓揉脚趾，有助于脚部的血液循环。具体方法为：将右手五指并拢，用手指指腹搓揉左脚大脚趾，方向是由趾根搓到趾尖，反复搓100次；然后按照相同的方向搓揉其他四趾，再换左手搓揉右脚趾。

🍀 天天泡脚好处多

中医认为，人的双脚上存在着与各脏腑器官对应的反射区与经络分布，且有60多个穴位分布于脚部。因此，经常用热水泡泡脚，不仅能放松身心、促进睡眠，而且能调节脏腑功能、促进气血运行。

泡脚注意事项一览

水温	38～45℃
时间	睡前1小时，泡15～20分钟
频率	每晚1次
祛寒方	◆ 生姜1块、花椒10克 ◆ 艾叶20克、红花5克
小提示	◆ 泡脚时间最长不要超过半小时 ◆ 饭前饭后不要立刻泡脚 ◆ 糖尿病患者泡脚要注意水温，38℃为宜 ◆ 心血管疾病患者不要用过热的水泡脚 ◆ 脚部冻伤者不宜泡脚 ◆ 脚部皮肤破损者不宜泡脚

暖养小贴士：泡脚后，脚部血管扩张、毛孔打开，此时要特别注意保暖，否则容易着凉、感冒。因此，每次泡脚后要及时擦干，然后穿上袜子。

 睡眠不佳会和体寒形成恶性循环

经常熬夜易熬出体寒，而体寒又会影响睡眠质量，二者相互影响，形成恶性循环。因此，要预防和改善体寒，就要努力提升睡眠质量。不过，睡眠这件事看似简单，还真有不少学问呢。

❋ "子时大睡，午时小憩"

中医讲究睡"子午觉"，就是每天的子时和午时按时入睡，主要原则是"子时大睡，午时小憩"。子时是23点至凌晨1点；午时是11～13点。因为这两个时间段是阴阳交替的时刻，按时入睡有利于人体阴阳平衡。

《黄帝内经》云："阳气尽则卧，阴气尽则寤。"夜半子时，阴气最重、阳气初生，此时经脉运行到肝，睡好"子时觉"养肝效果好，否则易面色发黄、皮肤粗糙、头晕目眩、体寒怕冷。中医认为人一定不能长期熬夜，可在22点做睡前准备，23点就要进入熟睡状态。一觉睡到早晨6～7点，正好睡足7～8小时，能保证人体有充足的睡眠时间。

白天午时，阳气最重、阴气初生，是心经循行的时间，如果心脏功能失调会出现心悸、胸痛、失眠、健忘等症，所以应每天中午抽30～45分钟小憩，整个下午也会精力充沛。

❋ 右侧卧睡得香

睡眠姿势也有讲究。俗话说："站如松，坐如钟，卧如弓，行如风。"这里的"卧如弓"讲的就是睡眠姿势。唐代名医孙思邈在《备急千金要方》中也推荐"屈膝侧卧"，这种睡眠姿势有利于人体放松肌肉、消除疲劳。

侧卧姿势以右侧卧为佳。右侧卧的睡眠姿势可使食物在肠胃中运行顺畅,帮助消化和吸收;还可减少睡眠时身体对心脏造成的压力,有利于血液搏出,能促进血液循环和人体新陈代谢。

枕头和床垫巧选择

枕头 枕头要求软硬适中,一般来说,一侧肩宽在12～15厘米,因此枕头的高度也应是12～15厘米。这样侧卧时可保持颈椎正直,更有利于肌肉松弛、血液循环和呼吸顺畅。

床垫 有些女性朋友认为,床垫越软越好。殊不知,过于柔软的床垫无法支撑身体的重量,睡觉时会使身体下陷,睡醒后容易腰酸背痛。长期睡过于柔软的床垫,脊柱会倾斜、变形,容易导致弯腰驼背。因此,建议选择有一定硬度的床垫。

优质睡眠小细节

"先睡心,后睡眼"

睡觉时,先让心情平静下来,然后再闭眼睡觉,这样才能保证有优质的睡眠。如果心中焦虑不安,不妨试试以下方法:平躺放松,面带微笑,进行几次深呼吸后,转为自然呼吸;每当吸气时,依次意守(注意力集中)头顶—前额—鼻子—嘴唇—颈部—两肩—胸背—腰腹—臀部—大腿—小腿—双脚,并在每次呼气时默念"松"。如果一遍不行,可以重复多次。

睡前热水泡脚

睡前用热水泡脚有助于促进血液循环,使身体处于温暖、舒适的状态,更容易入眠。泡脚时,水的温度在38～45℃、水量以没过脚踝为宜。

睡前听安眠曲

柔和、悠扬的音乐能舒缓紧张、焦虑的情绪,有助于促进睡眠。民族歌曲、古典音乐、轻音乐等都是不错的选择。不要选择节奏过于强烈或调性悲伤的音乐，否则会使心情振奋或伤感，反而不利于睡眠。

吃些安眠食物

蜂蜜 √

　　蜂蜜味甘，性平，可补中、润燥。研究发现，蜂蜜还是镇静安眠的佳品，其所含的葡萄糖、多种维生素及矿物质有助于调节神经系统功能，可缓解紧张情绪、促进睡眠。

莲子 √

　　莲子味甘涩，性平，有补脾止泻、养心安神等作用。《中国药典》记载，莲子可用于心悸失眠。研究发现，莲子中含有莲子碱、芳香苷等成分，具有良好的镇静安眠作用。

酸枣仁 √

　　酸枣仁味甘酸，性平，可养心补肝、安神敛汗，用于虚烦不眠、惊悸多梦、体虚多汗等症。体寒、失眠的女性可时常晚间喝点酸枣仁粥。

全麦面包 √

　　全麦面包中含有丰富的B族维生素，具有消除烦躁、安神助眠的作用。睡前1小时可吃点全麦面包，有不错的助眠效果。

小米 ×

　　小米中富含B族维生素，是公认的安神助眠佳品。不过，小米性凉，体寒的女性不宜多吃。如果喝小米粥，建议加点温润的红糖调味。

牛奶 ×

　　牛奶所含的色氨酸可抑制大脑兴奋、促进睡眠。不过，《千金食治》记载，牛奶"味甘，性微寒"。体寒的女性不建议喝牛奶安眠。

暖养小贴士　《金匮要略》中推荐了一款甘麦大枣汤：取甘草9克、淮小麦15克、大枣10粒，一起放入砂锅中，加1000毫升清水煎至500毫升。每天1剂，代茶饮用。这款甘麦大枣汤能补心安神、益气养血，十分适合气血不足、情绪烦躁、失眠多梦的女性朋友饮用。

日光浴，晒太阳补阳气

我们都知道日光浴就是晒太阳，它不仅能使人有个好心情，还能让身体变得暖暖的。中医认为，晒太阳可以温煦人体阳气，是养生必不可少的方法之一。当然，进行日光浴也是有讲究的。

根据季节选择时段

日光浴四季均可，要根据不同的季节选择时段。一般来说，春、秋季最好在9～12点、15～17点进行，夏季宜在10点前、17点后进行，冬季宜在暖和无风的11～14点进行。

20～30分钟最佳

进行日光浴宜循序渐进，开始时10分钟即可，以后逐步增加。专业人士建议，日光浴以20～30分钟为佳，最多不要超过1小时，否则易被晒伤。

4个部位要晒到

头顶 "头为诸阳之会"，是阳气汇聚的地方。进行日光浴时，要重点照顾到头部。其实，晒头顶可随时进行。当天气晴朗时，经常到室外散步，让阳光照耀头顶，可以调补阳气。

后背 人体的"腹为阴、背为阳"，而且很多经络、穴位都分布在背部，经常晒背能调节脏腑气血。条件允许的情况下，可将背部衣服撩起来，重点照顾背部正中部位的命门穴（当后正中线上，第2腰椎棘突下凹陷中）、肾俞穴（在第2腰椎棘突旁开1.5寸处）。

脚部　女性如果体寒，脚部就会冰凉。因此，晒脚能够很好地赶走腿部寒气，让身体从头到脚都暖暖的。

手掌　人体不暖，手也会冰凉；而且，手掌是很少被晒到的地方。进行日光浴时可以重点照顾手掌。

四季暖养，这些细节要知道

❀ "春捂"，身体暖乎乎

初春乍暖还寒，气温变化幅度大，如果此时迫不及待地脱去保暖衣物，容易让寒气乘虚而入。因此，民间素来讲究"春捂"。那么，"春捂"该怎么捂呢？

把握"春捂"气温

15℃是"春捂"的临界温度。也就是说，当气温低于15℃时，就要捂；当气温持续在15℃以上时，就可以不捂了。

留意"春捂"温差

初春昼夜温差大，有时白天春风和煦，可一到晚上就寒流涌动。一般来说，昼夜温差大于8℃，可被视为"春捂"的信号。

10～15天较合适

立春之后的10～15天都要注意"春捂"。因为立春虽然代表着春季的到来，但气温却没有立即稳定回升，至少需要10～15天的过渡时间。

第二章
注意细节，懂生活的女人体不寒

暖养小贴士

"春捂"的度要灵活掌握。比如，晴朗天气的中午时分，气温相对较高，可以适当减少衣物；而早晚较冷，要注意添加衣物，可适当多捂一会儿。

❀ 夏季，谨防空调危害

炎炎夏日，酷暑难耐，许多人喜欢躲在空调房里。殊不知，"清凉无汗"的空调房，再配以薄、少的夏装、凉鞋，是导致体寒的根源，这也正是许多白领女性易体寒的重要原因。那么，该如何预防这种危害呢？

室内外温差不宜超过5℃

忽冷忽热会造成人体不适，因此建议将空调的温度设置为与室外温度相差5℃以内。出空调房前，最好先将空调关掉，然后打开门窗，等身体适应后再走出去。

经常开窗换气

夏季开空调时，要每隔一段时间开窗换气，以确保室内空气新鲜。建议每2小时开窗换气一次，每次持续15～20分钟。

活动一下身体

久坐不动不利于气血运行，再加上空调房的低温，更容易造成体寒。因此，女性朋友要学会忙里偷闲地活动一下身体，即使是几个简单的小动作也会对健康有益。

夜间开启睡眠模式

当人体进入睡眠状态时，体温会相应降低，因此建议夏季晚上睡觉时提前将空调调到睡眠模式。另外，若开着空调睡觉，一定要记得盖上被子。

白领女性常备外衣

在办公室工作的白领女性，一定要给自己准备一件外衣，哪怕是简单的披肩也会对预防体寒有益。另外，在空调房里最好是穿长裤长裙，以此来保护膝盖、脚踝等肌肉薄弱的部位。

事实上，对身体造成危害的不仅是低温，房间空气污浊、空调长期不清洗等也易危害健康。因此，建议开空调时将房间的门窗留条小缝，使室内外空气缓慢流通；空调也要定期清洗，以杜绝病菌滋生，最好每2个星期清洗一次过滤网。

"秋冻"，并非适合所有人

俗话说："春捂秋冻，杂病不生。"不少人认为，在冬季来临前进行"秋冻"，可以提高身体的抵抗力。不过，"秋冻"有限制，且并非适合所有人。

"秋冻"要注意气温

"秋冻"不等于一味地不增加衣物，它是有气温限制的。一般来说，当气温降低到约10℃时，就不适合"秋冻"了，否则不仅起不到锻炼的效果，反而会冻出病来。

"秋冻"因人而异

体寒的女性　如果已经体寒，应该特别注意保暖，若此时再"冻"无疑雪上加霜。

老人和孩子　这两类人群的身体抵抗力相对较差，天气变凉时要及时添加衣物。

关节炎患者　入秋后就应特别注意保暖，防止寒邪入侵导致疾病复发。

心脑血管疾病患者　这类人群尤其要避免"秋冻"，因为人体受寒冷刺激后，会导致全身毛细血管收缩，血液循环阻力增大，血压升高，血液黏稠度增加，容易使病情恶化。

科学"秋冻"有益健康，但并非适合所有人。即使是普通人进行"秋冻"，有几个部位也千万不能"冻"，如颈部、肩部、腰腹部和脚部。

♣ 冬季，当心"暖气病"

说到冬季与体寒，笔者想起了26岁的张女士。去年冬天，张女士由于体寒怕冷，几乎天天待在暖气房里。她的身体是暖和一些了，可一个月后出现了烦躁不安、鼻咽干燥、头晕胸闷、全身乏力等症状。经过仔细诊查，原来张女士是患上了"暖气病"。简单来说，是由于暖气房里温度高、空气干燥且不流通，导致身体免疫力下降，从而引起了种种不适。因此，笔者特别提醒：女性朋友冬季御寒保暖，也要当心"暖气病"。

室内温度18～22℃

不要以为"过暖是福"，冬季室内温度最好控制在18～22℃。另外，在暖气房里要放盆水或开加湿器，以增加室内湿度。

定时通风换气

在空气质量良好时，要每天开窗通风换气2～3次，8～10点、16～17点是不错的开窗时间，每次半小时。

及时补充水分

冬季气候干燥，再加上取暖导致室内干热，人体会有津液亏损。因此，冬季一定要注意补水。

暖养小贴士　许多人一到冬季，体寒表现就更为明显，即使整天都在暖气房里，也始终手脚冰凉。因此，女性朋友在冬季更应注意御寒保暖，尤其要护好头部、颈部、腰腹部和脚部。

用心灵温度提升身体温度

我们常听人说："生气就不漂亮了！"其实，这句话也是有一定道理的。人的情绪与健康有着密切的关系。中医认为"怒属肝"，愤怒这种不良情绪，会影响肝脏的疏导功能，容易导致人体气机阻滞不畅，而"气为血之帅"，气滞会导致血瘀。女性朋友一旦气血虚弱、瘀阻，身体抵抗力下降，就更容易给寒邪可乘之机。再比如，"喜属心"（喜乐过度易损伤心神），"思属脾"（思虑过度易伤脾），"忧属肺"（忧愁、悲伤易伤肺），"恐属肾"（惊恐过度易耗伤肾气），总之，若情志不佳，就会损伤脏腑，从而影响人体健康。因此，我们在留意日常暖养细节的同时，也应关注心理健康，保持良好的情绪。以下是笔者的小建议，希望对女性朋友有益。

自我息怒

当要动怒时，先花10秒钟冷静地描述一下自己的感受，降低声音、放慢语速（可以缓解情绪冲动），然后挺直胸部（情绪激动的人通常都胸部前倾）。

转移注意力

跳出思虑过度最有效的方法就是转移注意力，做点自己感兴趣的事情，如看场电影、买件衣服、学习瑜伽、外出度假……

第二章
注意细节，懂生活的女人体不寒

学会感恩

郁郁寡欢的人要努力让自己快乐起来，可以看场喜剧电影、听场相声，努力赶走灰暗情绪。要多感恩和珍惜自己所拥有的，如家人的关心、健康的身体、来之不易的生活……

缓解压力

当感觉压力大时，要学会释放压力。不要做"工作狂"，充足的休息能缓解紧张的心情。此外，向好友倾诉、做有氧运动、听听音乐等，都是不错的减压方式。

"慢生活"

不要做不停旋转的陀螺，要学会享受生活。"慢生活"提倡工作张弛有度、吃饭细嚼慢咽，在生活中培养一些兴趣爱好，如绘画、陶艺、刺绣。放慢脚步，也放松心情。

生活有情调

有人说："等我闲下来，我就去……"其实，我们随时都可以过上有情调的生活。比如，使用漂亮的餐具、午后喝杯花草茶、闲暇时与书为伍、偶尔虚度光阴……

> **暖养小贴士**
>
> 女性在生活中扮演着诸多角色，这意味着我们每天留给自己的时间少得可怜。因此，笔者建议女性朋友每天让自己安静独处片刻，哪怕只有10分钟。心理学家指出，当人安静独处时，更容易受积极情绪的影响，可以尽快忘却烦恼。

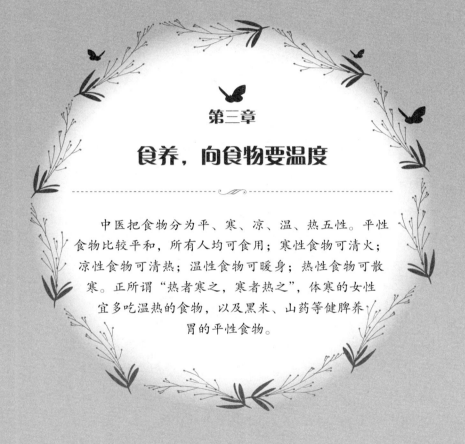

第三章

食养，向食物要温度

中医把食物分为平、寒、凉、温、热五性。平性食物比较平和，所有人均可食用；寒性食物可清火；凉性食物可清热；温性食物可暖身；热性食物可散寒。正所谓"热者寒之，寒者热之"，体寒的女性宜多吃温热的食物，以及黑米、山药等健脾养胃的平性食物。

糯米 ｜ 暖脾胃，止虚寒

性味归经：性温，味甘；入脾、胃、肺经
推荐食用量：每人每天50克

【推荐理由】

糯米又叫江米，煮后黏性大、口感香糯滑腻。据《本草纲目》记载，糯米"暖脾胃，止虚寒泻痢，缩小便，收自汗，发痘疮"。糯米是温补食物，十分适合脾胃虚寒、气虚盗汗的女性食用。

【不宜人群】

❶ 糯米黏性大，不易被人体消化吸收，有胃肠道疾病者忌食。
❷ 咳嗽痰黄、腹胀、黄疸、发热者忌食，否则易加重病情。
❸ 病后体弱者忌食糯米，虽然此时食欲好转，但消化功能仍然较弱。
❹ 糯米的升糖指数较高，糖尿病患者宜少食，尤其是汤圆、年糕等糯米制品。

【食用注意】

❶ 糯米适合煮粥食用，但吃多了不易消化，因此一次不要吃过量。
❷ 冷了的糯米食物最好加热后食用，否则易导致消化不良。

第三章
食养，向食物要温度

❸ 糯米虽然要煮烂，但也不要煮得过久，否则会失去原有的香气。

【选购窍门】

外观：粒大饱满、颗粒均匀、颜色白皙、无任何杂质的较佳。

质地：糯米是白色不透明的颗粒、硬度较小，如果里面有半透明的米粒则是掺了粳米。

闻香：质量较好的糯米有自然的米香味，如果有刺鼻的味道或酸味则不宜购买。

【搭配宜忌】

糯米+红枣　√　散寒补虚

糯米+山药　√　养胃补肾

糯米+板栗　√　健脾养胃

糯米+鸡肉　×　肠胃不适

暖养小贴士

提起糯米，易让人想到糯米酒。曾有患者问笔者："平时喝点糯米酒是不是能使身体暖和？"笔者的回答是，体寒不建议饮酒（包括糯米酒），且喝酒并不会使身体真正的暖和。酒精中的乙醇有扩张血管的作用，饮酒后，血管扩张会让血液循环和呼吸加快，促使体内的热量散发到体表，从而使人感到身体发热，但其实体内已经在变冷了。

体不寒，病不找
一辈子做个暖女人

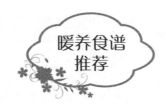

暖养食谱推荐

红枣糯米粥

原料

糯米50克，红枣8粒

调料

红糖少许

做法

❶ 将糯米洗净，用清水浸泡2小时；红枣洗净。

❷ 锅中加适量清水，放入糯米及泡米的水、红枣一起煮粥。

❸ 粥沸腾后，用勺子搅动，使糯米不会粘在锅上。

❹ 改小火继续煮至粥熟，加少许红糖调味即可。

功效：糯米和红枣是绝佳搭配，可温补气血、散寒补虚。

莲子山药糯米粥

原料

糯米50克，山药60克，莲子15克

调料

盐少许

做法

❶ 将糯米、莲子分别洗净，用清水浸泡2小时；山药去皮、洗净，切成小块。

❷ 锅中加适量清水，放入糯米及泡米的水、莲子一起炖煮。

❸ 粥沸腾后，用勺子搅动，放入山药块，再次煮沸。

❹ 改小火煮至粥熟，加少许盐调味即可。

功效：山药性平，味甘，是健脾养胃佳品；莲子性平，味甘涩，可补脾止泻、养心安神。两者和糯米搭配煮粥，尤其适合体寒、脾胃虚弱、心悸失眠者食用。

板栗糯米饭

原料

糯米300克，板栗200克，瘦猪肉100克

调料

植物油、酱油、料酒、盐各适量

做法

❶ 糯米洗净，用清水浸泡2小时，放入蒸锅蒸熟备用。

❷ 板栗洗净，倒入热水锅中，放少许盐，小火焖5分钟，捞出去壳、去皮；猪瘦肉洗净，切成丁，加适量酱油、料酒腌制。

❸ 将蒸好的糯米饭放入大碗中，加入板栗、肉丁，加少许植物油、酱油、盐调味，拌匀后放入蒸锅中蒸20分钟即可。

功效：糯米和板栗是不错的搭配。这款板栗糯米饭，味道甘甜芳香，可健脾养胃。

糯米豆沙包

原料

糯米300克，红豆沙120克

调料

无

做法

❶ 糯米洗净，用清水浸泡2小时，放入蒸锅蒸熟备用。

❷ 将适量糯米饭倒在保鲜膜上（可以在保鲜膜上先抹点水防粘），压平，中间放上红豆沙，用保鲜膜协助收成团子。

❸ 将制作好的糯米豆沙包放入蒸锅中再次蒸10分钟即可。

功效：这款点心风味独特，可健脾益气、暖胃补虚。不过糯米制品宜趁热食用，否则不易消化。

黑米 | 滋补女人的"补血米"

性味归经： 性平，味甘；入脾、肝、胃、肾经
推荐食用量： 每人每天50克

【推荐理由】

黑米是一种食药两用的大米，外表墨黑、内里洁白，因为营养丰富被誉为"世界米中之王"。用黑米熬出的米粥清香油亮、软糯适口，具有良好的滋补作用，可开胃益中、健脾活血、养肾明目。此外，黑米又被称为"补血米"，是女性补血、驻颜、暖养的佳品。

【不宜人群】

❶ 由于黑米有坚韧的种皮，不仅不易煮软，而且吃得过多会消化不良，因此消化能力差的人不宜多食。
❷ 病后体弱者，因消化功能正在恢复，最好不要立即食用黑米。

【食用注意】

❶ 黑米所含的营养成分多聚集在黑色皮层上，因此黑米不宜精加工。
❷ 黑米不易煮烂，因此煮前要先浸泡6小时。
❸ 浸泡黑米的水中含有多种营养成分，不要倒掉，可以与黑米一起煮。

第三章
食养，向食物要温度

【选购窍门】

外观：黑米有光泽，米粒大小均匀，无裂纹和杂质。黑米的黑色集中在种皮，里面仍为白色，因此可以将黑米的皮层刮掉，观察米粒是不是呈白色，若不是则可能是染色黑米。

闻香：优质黑米有自然的清香味，若有霉变味、酸臭味则不要购买。

尝味：可以取少许黑米放入口中咀嚼，优质黑米微甜，若有酸味、苦味或其他异味，则是劣质黑米。

【搭配宜忌】

黑米 + 粳米　√　暖中开胃

黑米 + 红豆　√　气血双补

黑米 + 桂圆　√　养血安神

黑米 + 莲子　√　补益肝肾

> **暖养小贴士**
>
> 《美国化学会志》有文章指出："一匙黑米中含有的花青素远多于一匙蓝莓，同时它含有的膳食纤维和维生素E含量也更高，糖分却更低。"黑米富含的花青素是强抗氧化剂，有增进视力、改善睡眠、美白抗衰等功效。因此，建议女性朋友时常吃些黑米。

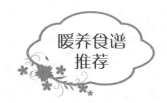

暖养食谱推荐

二米粥

原料　黑米、粳米各50克

调料　红糖适量

做法

❶ 黑米洗净，加适量清水浸泡6小时；粳米淘洗干净。

❷ 锅中加适量清水，放入黑米及泡米的水、粳米，一起煮粥。

❸ 粥熟后，根据个人口味加适量红糖调味即可。

功效：黑米和粳米一起吃，更有利于消化吸收，暖中开胃的效果也不错。

黑米桂圆粥

原料　黑米50克，桂圆20克

调料　红糖适量

做法

❶ 黑米洗净，加适量清水浸泡6小时；桂圆去皮、去核。

❷ 锅中加适量清水，放入黑米及泡米的水，大火煮沸后改小火煮至八成熟。

❸ 放入桂圆肉，继续煮至粥熟，加少许红糖调味即可。

功效：黑米和桂圆都是暖养的好食材，两者搭配煮粥，十分适合体寒的女性食用。

第三章
食养，向食物要温度

黑米红豆莲子粥

原料

黑米100克，红豆50克，莲子8粒

调料

红糖适量

做法

❶ 黑米洗净，加适量清水浸泡6小时；红豆、莲子分别洗净，用清水浸泡3小时。

❷ 锅中加适量清水，放入黑米及泡米的水、红豆、莲子，一起熬煮成粥。

❸ 粥熟后，加少许红糖调味即可。

功效：还可以放几粒红枣，益气养血、暖养补虚的功效显著。

双色花卷

原料

黑米50克，面粉150克

调料

酵母水、植物油、十三香、盐各适量

做法

❶ 黑米洗净，用料理机磨成细末，倒入盆里，加50克面粉、适量酵母水，揉成面团。

❷ 另取一盆，放入余下的100克面粉，加适量酵母水，揉成面团。

❸ 等两个面团发酵好，分别揉搓光滑，擀成薄厚均匀的长方形面片，并在两个面片上分别抹上植物油、十三香和盐。

❹ 将两个面片叠在一起，沿着长的边卷好，再切成一个个剂子，放入蒸锅中隔水蒸熟即可。

功效：这款花卷色泽美观，而且有一定的暖身滋补功效，爱下厨的女性朋友不妨一试。

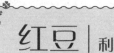

红豆 | 利水消肿，理气通经

性味归经：性平，味甘、酸；入心、小肠经
推荐食用量：每人每天30克

【推荐理由】

"红豆生南国，春来发几枝。"自古红豆就被寄予了相思的美好之意，受到不少女性朋友的青睐。不过，有很多人不知道，红豆还是食疗佳品。红豆又叫红小豆、赤小豆，《中国药典》记载，红豆"利水消肿，解毒排脓"。《四川常用中草药》记载，红豆"理气，通经……治血滞经闭"。女性朋友经常吃点红豆，有助于改善寒湿、寒瘀体质，且可养颜、瘦身。

【不宜人群】

❶ 红豆有显著的利尿作用，因此尿频者忌食。
❷ 身体瘦弱者不宜多食红豆，否则会增加肠胃负担。
❸ 痛风患者要谨慎食用红豆等豆类食品，否则易加重病情。

【食用注意】

❶ 红豆不易煮烂，煮前要用清水浸泡2～3小时。
❷ 煮红豆汤时，可以根据泡好的红豆来计算水量，一般红豆和水的比例为1∶2。

第三章
食养，向食物要温度

❸ 将红豆做成红豆沙，用于制作各种面食，十分有利于人体消化吸收。

【选购窍门】

外观：优质红豆为深红色，颗粒饱满，大小均匀，表面光滑，无虫蛀。

闻香：好的红豆有淡淡的清香味，无霉变味或酸臭味。

浸水：把红豆倒入淡盐水中，完全浸没在水中的是好红豆，浮在水面上的则质量不好。

【搭配宜忌】

红豆 + 粳米 √ 利水去湿

红豆 + 红枣 √ 补血养颜

红豆 + 南瓜 √ 利水通便

红豆 + 羊肉 × 身体不适

> **暖养小贴士**
>
> 很多女性朋友在煮红豆汤时都会犯一个错误，就是加盐。在红豆汤里加盐，会降低红豆利水消肿的功效。因此，煮红豆汤时不要放盐。

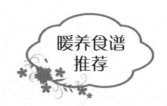

暖养食谱推荐

红豆粳米粥

原料

红豆30克，粳米60克

调料

红糖适量

做法

❶ 将红豆洗净，用清水浸泡3小时；粳米淘洗干净。

❷ 锅中加适量清水，放入红豆，大火煮沸。

❸ 放入粳米，再次煮沸后改小火熬煮成粥，根据个人口味加红糖调味即可。

功效：这款粥制作简单，具有利水去湿、理气通经的功效。

红豆南瓜汤

原料

红豆30克，南瓜100克

调料

红糖适量

做法

❶ 红豆洗净，用清水浸泡3小时；南瓜去皮、去瓤，洗净后切成小块。

❷ 锅中加适量清水，放入泡好的红豆、南瓜块，大火煮沸后改小火慢炖。

❸ 至红豆开花，加适量红糖调味即可。

功效：这款汤香甜爽口，可利水消肿、养颜通便，深受女性朋友的欢迎。

第三章
食养，向食物要温度

三红汤

原料
红豆30克，红皮花生50克，红枣6粒

调料
白糖适量

做法

① 红豆洗净，用清水浸泡3小时；红皮花生、红枣分别洗净。

② 锅中加适量清水，放入红豆、红皮花生、红枣，大火煮沸后改小火焖煮40分钟。

③ 至所有食材熟，加少许白糖调味即可。

功效：这款汤养人又养颜，还可以加少许枸杞子一起炖煮。

红豆沙卷饼

原料
面粉200克，红豆沙150克

调料
植物油适量

做法

① 面粉里加适量清水，揉成面团，从中分出几份，分别擀成平底锅大小。

② 平底锅烧热、刷油，放入擀好的面饼，小火煎至两面金黄，盛入盘中。

③ 把准备好的红豆沙均匀地抹在面饼上，把面饼卷起来，切成长块即可。

功效：这款红豆沙卷饼，外边的饼香脆可口，里面的红豆沙细腻软糯，女性朋友在大饱口福的同时，也暖养了身体。

南瓜 | 补血通便好食材

性味归经：性温，味甘；入脾、胃经
推荐食用量：每人每天200克

【推荐理由】

南瓜有特殊香气，且味甘适口。经常食用南瓜，可补中益气、温补脾胃。南瓜还是补血佳品，其富含的铁、钴、锌等矿物质都是制造红细胞的重要原料。南瓜还富含果胶，有助于通便排毒。因此，建议面色苍白、体虚乏力、便秘的女性可以适当多吃些南瓜。

【不宜人群】

❶ 南瓜也有可能成为过敏原，对南瓜过敏的女性朋友忌食。

❷ 南瓜温而补气，患有热证（有发热、口渴、舌红、大便干结、小便赤黄、胃部灼烧感、心烦气躁等症状）的人和因气滞引起的腹胀者忌食。

【食用注意】

❶ 南瓜的果皮层富含β-胡萝卜素，因此食用时只要削去表面的硬皮即可。

❷ 南瓜越老越美味。这是因为南瓜越老，所含的水分越少，这样的南

第三章
食养，向食物要温度

瓜筋少，口感又面又沙，无论蒸、煮、炒，味道都格外好。

【选购窍门】

看外观：优质南瓜表皮完整，颜色较深，且瓜瓤为金黄色。若瓜瓤的颜色很浅，则说明成熟度不够。

掐外皮：用指甲稍稍用力掐一下南瓜的外皮，老南瓜外皮比较坚硬紧实。如果一掐就破，说明还不够成熟。

拍和掂：用手拍一拍，老南瓜内部紧实，声音发闷；用手掂一掂，相同大小的南瓜，选择较重的那一个。

【搭配宜忌】

南瓜＋粳米　√　利于消化吸收

南瓜＋红枣　√　补血功效显著

南瓜＋牛肉　√　益气血、补虚劳

南瓜＋羊肉　×　令人肠胃气胀

南瓜虽好，但女性朋友一次也不宜多吃，否则β-胡萝卜素摄入过量会沉积在皮肤角质层，从而使皮肤变黄，有点类似黄疸的症状。当然，也不必过于担心，暂停食用南瓜，皮肤的颜色很快就能恢复。

暖养食谱推荐

家常南瓜粥

原料

南瓜200克，粳米50克

调料

无

做法

❶ 南瓜去硬皮、去瓤，洗净后切成小块；粳米淘洗干净。

❷ 锅中加适量清水，倒入粳米，大火煮沸后改小火熬煮。

❸ 粥七成熟时，放入南瓜块，继续煮至粥熟即可。

功效：这款粥糯软香甜，看似简单，却有良好的养气血、益脾胃的功效，非常适合女性朋友食用。

清炒南瓜

原料

南瓜300克

调料

白胡椒粉、植物油、盐各适量

做法

❶ 南瓜去皮、去瓤，洗净后切成片。

❷ 锅中加植物油烧热，下南瓜片翻炒。

❸ 加少许清水焖煮，放盐、白胡椒粉调味，大火收汁即可。

功效：这道菜做法很简单，但补血、暖养的功效不凡，女性朋友不妨一试。

第三章
食养，向食物要温度

南瓜炖牛肉

原料
牛肉、南瓜各200克

调料
姜片、酱油、料酒、白醋、盐各适量

做法

❶ 南瓜去皮、去瓤，洗净后切成片；牛肉洗净，切成块，入沸水中氽一下。

❷ 炖锅中加适量清水，放入姜片、牛肉块，加盖，大火煮沸。

❸ 加入2汤匙酱油、1汤匙白醋及少许料酒，改小火炖煮40分钟。

❹ 放入南瓜块，继续炖煮20分钟，加少许盐调味即可。

功效：这款炖菜营养丰富，尤其适合脾胃虚弱、营养不良、腰膝酸软及体寒怕冷的女性朋友食用。

田园南瓜饼

原料
南瓜200克，糯米粉100克

调料
植物油、白糖各适量

做法

❶ 南瓜去硬皮、去瓤，洗净后切成片，放入蒸锅中隔水蒸熟，趁热压成泥。

❷ 将糯米粉、适量白糖放入南瓜泥中，加少许清水，一起揉成南瓜面团。

❸ 将揉好的面团分成若干小块，揉圆、压扁。

❹ 平底锅中加适量植物油，放入制作好的南瓜饼，煎至两面金黄即可。

功效：这款南瓜饼酥软甜糯，可作为点心食用，对改善女性体寒、脾胃虚弱有益。

韭菜 | 补肾益阳，散瘀活血

性味归经：性温，味辛；入肝、肾、胃经
推荐食用量：每人每天100克

【推荐理由】

韭菜又名"起阳草"，具有补肾益阳的作用。《日华子本草》记载，韭菜"暖腰膝、除心腹痼冷、胸中痹冷……"韭菜气味辛香，不仅能促进食欲，还有散瘀活血、顺气排滞的功效。营养学家则指出，韭菜中含有大量膳食纤维，能有效促进肠胃蠕动，对预防便秘、肠癌十分有益。

【不宜人群】

❶ 疾病初愈者体质弱、消化能力差，要少吃韭菜，宜吃些清淡、易消化的食物。

❷ 患有胃溃疡等消化道疾病者尽量少吃韭菜，因为韭菜不易被人体消化吸收，会增加消化系统的负担。

❸ 韭菜性温，偏于温补，患有眼病、爱上火者忌食，否则会加重症状。

【食用注意】

❶ 清洗韭菜时，可以用淘米水或小苏打水冲洗片刻，因为韭菜上的有

机磷农药遇碱失活，就不用担心农药残留的危害了。

❷ 韭菜中的硫化物遇热易挥发，烹调时宜急火快炒。

❸ 炒韭菜时不要放醋，否则不仅会影响菜品色泽，口感也不好。

【选购窍门】

一看：看茬口，根部截口平整的为佳；看颜色，鲜艳翠绿，末端黄叶少的为佳。

二掐：根部失水少，用手能掐动的韭菜比较新鲜。

三拿：拿住韭菜根部，叶片朝上，如果叶片能够直立，说明是新鲜的；如果叶片松垮下垂，则不新鲜。

【搭配宜忌】

韭菜+鸡蛋　√　协调阴阳

韭菜+鳝鱼　√　补虚强筋

韭菜+虾　√　温补肾阳

韭菜+蜂蜜　×　导致腹泻

暖养小贴士　春天的韭菜品质最好，因此有"春食则香"的说法。而且进入春季，人容易犯困，此时不妨多吃点韭菜，有助于提神醒脑。

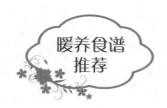

暖养食谱推荐

韭菜炒鸡蛋

原料
韭菜200克,鸡蛋2个

调料
植物油、盐各适量

做法

❶ 将韭菜择洗干净,切成段;鸡蛋打散,加少许盐制成蛋液。

❷ 锅中加植物油烧热,下蛋液摊成蛋饼,盛出备用。

❸ 锅中加植物油烧热,下韭菜大火快炒,下蛋饼回锅,翻炒均匀,加少许盐调味即可。

功效:据《生命时报》报道,韭菜和鸡蛋是绝佳搭配,能协调阴阳,对身体调补作用明显。

韭菜炒鳝丝

原料
韭菜200克,鳝鱼100克

调料
植物油、香油、料酒、盐各适量

做法

❶ 韭菜择洗干净,切成段;鳝鱼处理干净,切成丝,用料酒、盐腌制。

❷ 锅中加植物油烧热,下鳝鱼丝大火炒熟,放入韭菜段继续翻炒。

❸ 至所有食材熟,加少许盐调味,出锅淋少许香油即可。

功效:鳝鱼性温,擅补虚劳。这款菜鲜香滑爽,有不错的补虚损、强筋骨的功效。

第三章
食养，向食物要温度

韭菜炒虾仁

原料

韭菜200克，虾仁8个

调料

蒜末、淀粉、植物油、酱油、料酒、盐各适量

做法

❶ 韭菜择洗干净，切成段；虾仁洗净，用淀粉、料酒、酱油腌制。

❷ 锅中加植物油烧热，下蒜末爆香，下虾仁炒至八成熟。

❸ 放入韭菜段继续翻炒，至所有食材熟，加少许盐调味即可。

功效：虾仁性温，可补肾阳。这款菜色泽美观、营养丰富，十分适合阳虚、体寒者食用。

韭菜合子

原料

面粉300克，韭菜、猪肉馅各200克

调料

植物油、酱油、盐各适量

做法

❶ 将面粉放入盆中，加适量清水搅拌，揉成光滑的面团，盖上湿布，醒30分钟。

❷ 韭菜择洗干净，切成末；将猪肉馅放入盆中，加韭菜末、少许油、酱油、盐拌匀，顺时针搅拌上劲，制成馅料。

❸ 将醒好的面团制成剂子，并擀成椭圆形，包入馅料，压成扁平状。

❹ 平底锅中加植物油烧热，下包好的合子，用小火煎至两面金黄、中间鼓起即可。

功效：这款猪肉韭菜合子，有良好的滋补助阳作用。

辣椒 | 温中散寒,行痰逐湿

性味归经:性热,味辛;入心、脾经
推荐食用量:每人每天100克(鲜品)、10克(干品)

【推荐理由】

辣椒的种类很多,尤其适合体寒的人食用。《本草纲目拾遗》记载,辣椒"性热而散,亦能祛水湿"。《脉药联珠药性考》记载,辣椒"温中散寒,除风发汗,去冷癖,行痰逐湿"。营养学家研究发现,辣椒不仅是维生素C的宝库,其含量丰富的辣椒素还能增进食欲、促进消化。

【不宜人群】

❶ 患痔疮的人吃辣椒会加剧疼痛,还有可能导致出血症状。

❷ 眼病、口腔溃疡、胃溃疡、咽炎、胆囊炎患者忌吃辣椒,否则会使病情加重。

❸ 有发热、便秘、口干舌燥、咽喉肿痛等热证表现者不要吃辣椒,否则不利于病情恢复。

【食用注意】

❶ 最好吃新鲜的辣椒,因为营养更丰富。

第三章
食养，向食物要温度

❷ 辣椒虽好，但也不宜过量食用，否则辣椒素易刺激肠胃，引发胃痛、腹泻。

❸ 吃辣椒要注意搭配，比如甜能遮盖辣味，酸可以中和碱性的辣椒素。

❹ 辣椒中的维生素C不耐热，因此应避免长时间加热。

【选购窍门】

青尖椒：以色泽浅绿、外形饱满、有光泽、肉质细嫩、用手掂有分量、气味微辣的为佳。

柿子椒：好的柿子椒色泽鲜艳光亮，外形饱满，个大肉厚，椒体有一定的硬度。

朝天椒：应挑选体积小，色泽红或紫红、通体油亮，呈尖锥形的。

【搭配宜忌】

辣椒+醋　√　开胃消食

辣椒+鸡蛋　√　营养丰富

辣椒+牛肉　√　温补散寒

辣椒+南瓜　×　降低营养

暖养小贴士

想要吃辣椒不上火，有3个好方法：吃些粗粮，搭配寒凉的蔬菜，吃些酸味水果。对于体寒者来说，建议吃辣椒时在主食中加些粗粮，如黑米、红薯、玉米等，在预防上火的同时，还有助于通便排毒。

体不寒，病不找
一辈子做个暖女人

蒜蓉辣椒酱

原料

红辣椒300克，大蒜100克

调料

生姜末、白醋、白糖、盐各适量

做法

❶ 红辣椒去蒂、去籽，洗净沥干，切末；大蒜去皮、洗净，切末。

❷ 将红辣椒末、大蒜末、生姜末一起放入料理机中，搅打成汁。

❸ 将制作好的汁液倒入锅中，加入白醋、白糖、盐，大火煮沸后改小火慢熬（边熬边搅拌），熬至黏稠，装入玻璃瓶中即可。

功效：这款自制蒜蓉辣椒酱蒜香浓郁，辣味清新，不仅开胃下饭，食用后还能让人全身暖暖的。

虎皮尖椒

原料

青尖椒5个

调料

蒜蓉、豆豉、植物油、酱油、醋各适量

做法

❶ 青尖椒去蒂、去籽，洗净后切成段；豆豉稍拍扁。

❷ 锅中刷薄薄一层油，下辣椒中火煎，边煎边用锅铲按压，至两面出现焦点后盛出。

❸ 将锅烧热，下蒜蓉、豆豉，小火炒香，将辣椒回锅，加适量酱油调味，出锅前烹少许醋即可。

功效：这道菜外脆内软，辣味十足，体寒的女性朋友不妨一试。

第三章
食养，向食物要温度

青椒炒鸡蛋

原料

青椒3个，鸡蛋2个

调料

葱花、植物油、盐各适量

做法

❶ 青椒去蒂、去籽，洗净后切成片；鸡蛋打散，制成蛋液。

❷ 锅中加植物油烧热，下蛋液摊成蛋饼，盛出备用。

❸ 锅中加植物油烧热，下葱花炝锅，下青椒急火快炒，至颜色翠绿，下鸡蛋回锅，翻炒均匀，加少许盐调味即可。

功效：这是一款家常下饭菜，营养丰富，很适合体寒的女性朋友食用。

杭椒牛柳

原料

牛里脊肉300克，杭椒200克

调料

葱丝、姜丝、淀粉、胡椒粉、植物油、酱油、料酒、盐各适量

做法

❶ 牛里脊肉洗净，切成丝，用淀粉、胡椒粉、酱油、料酒、盐拌匀腌制；杭椒去蒂、去籽，洗净后切斜段。

❷ 锅中加植物油烧热，下葱丝、姜丝爆香，下牛里脊肉大火滑炒。

❸ 至牛里脊肉变色，加入杭椒继续翻炒，最后加盐调味即可。

功效：这道菜不仅美味，还有温中散寒、补益虚劳的功效。

生姜 | 家备小姜，小病不慌

性味归经：性微温，味辛；入肺、脾、胃经

推荐食用量：每人每天10克

【推荐理由】

俗话说："家备小姜，小病不慌。"生姜既是常用调味料，也是一味药材。《中国药典》记载，生姜"解表散寒，温中止呕，化痰止咳，用于风寒感冒、胃寒呕吐、寒痰咳嗽"。体寒的女性宜适当吃些生姜，或常用生姜煮水泡脚，能使身体暖暖的。

【不宜人群】

❶ 阴虚者（表现为手脚心发热，经常口干、眼干、皮肤干，心烦易怒）忌吃生姜，否则会加重阴虚症状。

❷ 生姜性微温，内热较重者（如肺热燥咳，胃热呕吐、口臭，痔疮出血）忌食。

❸ 便秘者不要吃生姜，否则易加重便秘；肝病患者忌吃生姜，否则会导致肝火旺盛。

【食用注意】

❶ 生姜虽性微温，姜皮却性凉，因此有"留姜皮则凉，去姜皮则热"

的说法。体寒者食用生姜宜去皮。

❷ 腐烂的生姜中黄樟素含量较高,有诱发肝癌的风险。

❸ 俗话说:"晚上吃姜,等于吃砒霜。"生姜有宣发阳气的作用,夜晚人体阳气收敛,此时吃姜对健康不利。

【选购窍门】

看姜皮:好的生姜表皮粗糙,颜色为淡黄色。如果颜色十分鲜艳、表皮光滑,则不要购买。

闻气味:优质生姜有独特的辛辣味,没有其他异味。

搓姜皮:可以用手搓一下生姜皮,如果能轻松搓下来,且露出来的生姜和表皮没什么差异,则是好的生姜。

【搭配宜忌】

生姜+醋　　√　祛寒止呕

生姜+红糖　√　解表散寒

生姜+羊肉　√　温阳补虚

生姜+韭菜　×　容易上火

暖养小贴士

发芽的生姜还能吃吗?生姜发芽后肉质干空、纤维变粗,这代表着生姜的营养已经开始流失,但不会生成有害成分。也就是说,生姜发芽后仍可以吃,只是会影响口感和营养价值。

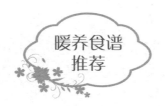

暖养食谱推荐

醋泡生姜

原料
鲜姜200克,醋500毫升

调料
无

做法

❶ 生姜去皮、洗净,沥干水分,切成薄片。

❷ 将切好的生姜放入准备好的玻璃罐子里,倒入醋(醋没过生姜)。

❸ 用保鲜膜覆盖住罐子口,再盖好盖子,放在阴凉处密封保存,约一周后即可食用。

功效:女性朋友每天早晨吃2~3片醋泡生姜,有改善食欲、祛寒暖胃的作用。

生姜粥

原料
生姜10克,粳米50克

调料
红糖适量

做法

❶ 生姜去皮、洗净,切成片;粳米淘洗干净。

❷ 锅中加适量清水,放入姜片、粳米一起熬煮成粥。

❸ 粥熟后,加少许红糖调味即可。

功效:喝一碗生姜粥,暖身散寒效果极佳。

第三章
食养，向食物要温度

生姜红薯糖水

原料
生姜10克，红薯2个

调料
红糖适量

做法

❶ 生姜去皮、洗净，切成片；红薯去皮，切成小块。

❷ 锅中加适量清水，放入姜片、红薯块一起炖煮。

❸ 至红薯熟透，加少许红糖调味即可。

功效：红薯可健脾养胃，和暖身散寒的生姜搭配，对防治体寒有益。

姜丝炒羊肉

原料
瘦羊肉200克，嫩姜、柿子椒各25克

调料
淀粉、植物油、酱油、料酒、盐各适量

做法

❶ 嫩姜去皮、洗净，切成丝；柿子椒去蒂、去籽，洗净后切成丝；羊肉洗净，切成丝，加淀粉、酱油、料酒拌匀腌制。

❷ 锅中加植物油烧热，下柿子椒煸炒，下羊肉炒至变色。

❸ 放入姜丝继续炒至羊肉熟，加少许盐调味即可。

功效：这款菜咸香适口，对气血两虚、体寒怕冷、腰膝酸软的人有良好的补益作用。

大蒜 | 除风湿，破冷气

性味归经：性温，味辛；入脾、胃、肺经
推荐食用量：每人每天10～20克

【推荐理由】

大蒜有刺激性气味，许多女性朋友对其敬而远之，有些人更是称其为"社交杀手"。虽然大蒜气味特殊，但其暖养功效却不容小觑。《本草拾遗》记载，大蒜"除风湿，破冷气"。《滇南本草》记载，大蒜"祛寒痰"。现代研究则发现，大蒜生成的大蒜素有较强的杀菌、促消化作用，含有的多种含硫化合物能清除自由基、增强免疫力。

【不宜人群】

❶ 古语云："大蒜有百益而独害目。"过量食用大蒜对眼睛有害，眼病患者忌食。

❷《本草从新》记载，大蒜"生痰动火……虚弱有热之人切勿沾唇"。

❸ 腹泻时吃大蒜会加重病情，消化道疾病患者、肝病患者忌食大蒜。

【食用注意】

❶ 成人每天吃生蒜2～3瓣或熟蒜4～5瓣即可，多吃易伤身。

❷ 大蒜刺激性强，空腹食用易对肠胃造成损伤，引发溃疡或炎症。

第三章
食养，向食物要温度

❸ 腐烂的大蒜不要吃，否则易食物中毒；发了芽的大蒜营养价值低，也不建议食用。

【选购窍门】

看外形：一般好的大蒜为圆形，如果是扁的或是有缺口的则不要买。

看瓣粒：优质大蒜的瓣与瓣之间有明显弧度。如果外圈呈光滑的圆弧，则为粒小的大蒜。

用手摸：优质大蒜饱满硬实、无腐烂、未发芽，如果蒜瓣凹了下去，则可能已经发霉或腐烂。

【搭配宜忌】

大蒜+醋　　√　暖养杀菌
大蒜+虾　　√　温补肾阳
大蒜+鸡翅　√　暖身补虚
大蒜+红枣　×　消化不良

> **暖养小贴士**
>
> 我们都知道大蒜素对健康有益，但许多人不知道，大蒜本身不含大蒜素，只有在空气中氧化才能获得。因此，建议将大蒜切片或剁碎后放置15分钟再食用。

> 体不寒，病不找
> 一辈子做个暖女人

糖醋蒜

原料
大蒜300克

调料
红糖、白醋、盐各适量

做法

❶ 大蒜去掉根须，剥去老皮，放入淡盐水中浸泡一夜（可减轻辛辣味），捞出沥水。

❷ 取一只大碗，加入凉白开、适量红糖、盐搅拌均匀，然后放入适量白醋，再次调匀。

❸ 把处理好的大蒜，放入带盖的玻璃容器中，加入调好的味汁（没过大蒜），然后密封，放置在阴凉的地方，腌20天即可食用。

功效：这款糖醋蒜色泽呈褐色，口味爽脆酸甜，有增进食欲、杀菌防病、暖身除湿的功效。

蒜蓉开背虾

原料
虾12只，大蒜4瓣

调料
红辣椒、葱末、姜末、香油、酱油、醋、料酒、盐各适量

做法

❶ 虾洗净，去虾足、须，用刀顺着虾背划开，挑出虾线，清洗干净，控干水分后放入盆中，倒入料酒腌5分钟；大蒜去皮、洗净，剁成

末；红辣椒洗净，剁成末。

❷ 取一只碗，放入蒜末、红辣椒末、葱末、姜末和酱油、醋、盐调匀，将香油烧热浇在调好的味汁上。

❸ 用小勺舀适量味汁，依次嵌在虾背的空隙里，装好盘，隔水蒸10分钟即可。

功效：蒜和虾是绝佳搭配，也都是女性暖养的好食材。这款菜有良好的温补效果。

蒜香鸡翅

原料
大蒜50克，鸡翅8个

调料
胡椒粉、姜末、香叶、植物油、酱油、料酒、白糖、盐各适量

做法

❶ 大蒜去皮、洗净，切成末；鸡翅洗净，正反两面划几刀，加胡椒粉、姜末、香叶、酱油、料酒拌匀、腌制。

❷ 锅中加植物油烧热，下腌好的鸡翅，加适量白糖，煎至上色。

❸ 倒入蒜末炒香，加适量清水焖煮，至鸡翅熟，加少许盐调味，大火收汁即可。

功效：这款蒜香鸡翅色泽诱人、味香浓郁，是暖身补虚、美容养颜的食疗佳品。

洋葱 | 祛寒杀菌，开胃消食

推荐食用量：每人每天50～100克

【推荐理由】

洋葱是常见蔬菜，但很多女性朋友却对其避而远之，这主要是因为洋葱独特的气味让她们难以接受，尤其是做菜时，总是被呛得一把鼻涕一把泪。不过，对于体寒的女性朋友来说，洋葱是不错的暖养食材，具有祛寒杀菌、开胃消食等功效。现代研究则发现，适当吃些洋葱可促进食欲、稳定血压、控制血糖、通便防癌。

【不宜人群】

❶ 眼病患者忌吃洋葱，否则会出现视物模糊、眼睛红肿等不适。

❷ 热证者忌食，否则容易上火、加重症状。

❸ 洋葱属于刺激性食物，胃肠溃疡者、皮肤病患者最好不要食用。

【食用注意】

❶ 切洋葱时，将刀在清水里浸泡一下，切一会儿再用水冲一下刀，就能避免泪流满面。

❷ 洋葱有较强的刺激性，而且有强烈的挥发性气味，如果过量食用，

可能会产生胀气,加重肠胃负担。

❸ 洋葱因为容易熟,因此不需要长时间烹饪,以免影响口感和造成营养流失。

【选购窍门】

看颜色:洋葱分为白皮、黄皮和紫皮,白皮洋葱肉质鲜嫩,水分和甜度高;黄皮洋葱口感微甜,肉质柔和;紫皮洋葱辣味最强,营养价值也更高。

看外形:优质洋葱球体完整,外表干燥,表皮透明中带有茶色纹理。

看紧实:可以用手按压一下洋葱,看其紧实程度如何。优质洋葱包卷紧密,用手掂较重。

【搭配宜忌】

洋葱+大蒜 √ 杀菌防癌

洋葱+鸡蛋 √ 促进食欲

洋葱+牛肉 √ 祛寒补虚

洋葱+海鲜 × 形成草酸钙

暖养小贴士:洋葱中含有一种叫槲皮素的营养成分,是安全有效的天然抗癌物质之一,能抑制癌细胞的活性;洋葱中含有的微量元素硒是强抗氧化剂,能清除体内自由基,具有防癌抗衰的功效。

暖养食谱推荐

洋葱炒鸡蛋

原料

洋葱200克,鸡蛋2个

调料

植物油、盐各适量

做法

① 洋葱去皮、洗净,切成丝;鸡蛋打散,制成蛋液。

② 锅中加植物油烧热,下蛋液摊成蛋饼,盛出备用。

③ 锅中加植物油烧热,下洋葱大火快炒,下鸡蛋回锅,翻炒均匀,加盐调味即可。

功效:这款菜制作简单,却是增进食欲、杀菌暖身的好选择。

洋葱炒牛肉

原料

洋葱300克,牛肉200克

调料

蒜片、淀粉、胡椒粉、植物油、酱油、料酒、盐各适量

做法

① 洋葱去皮、洗净,切成丝;牛肉洗净,切成丝,加淀粉、胡椒粉、酱油、料酒拌匀、腌制。

② 锅中加植物油烧热,下蒜片爆香,下牛肉滑炒。

③ 至牛肉变色,放洋葱继续炒至所有食材熟,加少许盐调味即可。

功效:洋葱脆嫩爽口,牛肉鲜香,这款菜既开胃又祛寒。

第三章
食养，向食物要温度

洋葱炒木耳

原料

洋葱2个，黑木耳1小把

调料

植物油、醋、盐各适量

做法

❶ 洋葱去皮、洗净，切成丝；黑木耳洗净，用清水泡发。

❷ 锅中加植物油烧热，下洋葱翻炒，加入黑木耳继续翻炒。

❸ 至所有食材熟，加醋、盐调味即可。

功效：黑木耳适合体寒的女性食用。这款菜属于强强联合，有暖养、通便、瘦身等多重功效。

洋葱土豆汤

原料

洋葱100克，土豆80克，黑木耳20克

调料

胡椒粉、植物油、盐各适量

做法

❶ 洋葱、土豆分别去皮、洗净，洋葱切丝，土豆切块；黑木耳洗净，用清水泡发。

❷ 锅中加少许植物油烧热，下洋葱、土豆稍炒，加适量清水，大火煮沸。

❸ 放入黑木耳，继续煮至所有食材熟，加胡椒粉、盐调味即可。

功效：如果将植物油换成黄油，则是法式洋葱土豆汤，女性朋友不妨一试，暖养效果同样出众。

山药 | 调脾胃，补虚羸

性味归经：性平，味甘；入脾、肺、肾经
推荐食用量：每人每天100克

【推荐理由】

山药质地细嫩，味道香甜，自古便被视为补虚强身的理想食材。《本草纲目》记载，山药"益肾气，健脾胃，止泻痢，化痰涎，润皮毛"。《中国药典》记载，山药"补脾养胃，生津益肺，补肾涩精"。因此，建议女性朋友平时适当多吃点山药，有助于调脾胃、补虚羸。

【不宜人群】

❶ 山药有收涩作用，胸腹胀满、大便干燥者忌食。

❷ 虽说山药含有黏液蛋白，有降低血糖的作用，但山药的淀粉含量较高，如果过多食用反而会使血糖升高，因此糖尿病患者不宜多食。

【食用注意】

❶ 山药皮中的黏液含有生物碱，有人接触后会出现皮肤瘙痒过敏症状，因此给山药去皮时最好戴一次性手套。

❷ 山药去皮后最好立即烹调，不然会氧化变黑；如果去皮后需要待

用，可以将切好的山药浸泡在水里。

【选购窍门】

看外观：外表光滑的山药比较脆，适合炒着吃；外表不光滑、有很多麻点的山药口感饱满，适合蒸煮。

看须毛：山药的须毛越多，口感越好，营养也更加丰富。

看断面：将山药折断，断面肉质呈白色、汁液黏稠的比较新鲜，肉质呈红色、汁液如水的则是被冻过的。

掂重量：大小相同的山药，用手掂一掂，比较重的山药品质更好。

【搭配宜忌】

山药+红枣 √ 益气养血

山药+枸杞子 √ 滋补养肾

山药+鸡肉 √ 健脾养胃

山药+猪肝 × 降低营养

> **暖养小贴士**
>
> 给山药去皮导致手痒该怎么办？抹醋：先把手洗净，然后在手上抹点醋，瘙痒的感觉很快就会消失；用热水泡：将手洗净后，立刻放入温热的水中浸泡5分钟；抹姜：在发痒的部位抹点生姜汁，也能迅速止痒。

山药枣饼

原料

山药200克,红枣8粒,面粉150克

调料

植物油适量

做法

❶ 山药洗净,入蒸锅中隔水蒸熟,去皮、捣碎;红枣洗净、去核,切成丁。

❷ 将红枣丁倒入山药中,加入面粉,加适量清水,拌匀后捏成一个个剂子,按扁。

❸ 锅中加植物油烧热,中火将山药枣饼煎至两面金黄即可。

功效:这款饼松软香甜,食用后令人心情愉悦,温暖从内向外散发出来。

山药枸杞粥

原料

山药100克,枸杞子10克,粳米100克

调料

红糖适量

做法

❶ 山药去皮、洗净,切成块;枸杞子洗净;粳米淘洗干净。

❷ 锅中加适量清水,放入粳米、山药块、枸杞子一起小火熬煮。

❸ 粥熟后,根据个人口味加适量红糖调味即可。

功效:这款粥软糯滑爽,非常适合女性朋友长期食用,也可以不用红糖调味。

第三章
食养，向食物要温度

青椒木耳炒山药

原料

山药200克，青椒2个，黑木耳20克

调料

葱段、植物油、香油、鸡精、盐各适量

做法

❶ 山药去皮、洗净，切成片；青椒去蒂、去籽，切成片；黑木耳洗净，泡发。

❷ 锅中加植物油烧热，下葱段爆香，下山药翻炒，下青椒、黑木耳继续翻炒。

❸ 至所有食材熟，加鸡精、盐调味，出锅前淋少许香油即可。

功效：这款菜味道鲜香、口感丰富，适合女性朋友暖养食用。

山药鸡汤

原料

鸡肉300克，山药200克

调料

葱结（将葱打结）、姜片、植物油、料酒、盐各适量

做法

❶ 鸡肉洗净，切成块；山药去皮、洗净，切成段。

❷ 锅中加植物油烧热，下姜片爆香，下鸡块翻炒，变色后倒入炖锅中。

❸ 加适量清水，放入葱结、料酒，大火煮沸后改小火炖1小时。

❹ 放入山药段，继续炖至所有食材熟，加少许盐调味即可。

功效：这款汤荤素搭配、滋味香浓，有良好的暖身补虚、健脾养胃功效。

平菇 | 追风散寒，舒筋通络

性味归经： 性温，味甘；入肝、肾经
推荐食用量： 每人每天100克

【推荐理由】

平菇是常见食用菇，无论炒食还是煲汤，都鲜嫩诱人。平菇有不错的食疗价值，《新华本草纲要》记载，平菇"追风散寒，舒筋活络"。《广菌谱》记载："柳耳主补胃理气。"女性朋友时常吃点平菇，不仅能促进新陈代谢，增强体质，对腰腿疼痛、手脚冰凉、筋络不通等也有改善作用。

【不宜人群】

❶ 食用菌类过敏者如果吃了平菇，容易引发过敏症状。
❷ 皮肤瘙痒者、泌尿系统疾病患者、神经性疾病患者忌吃平菇。

【食用注意】

❶ 清洗平菇时不要先撕成条，而应该掰成一朵朵地清洗，因为平菇吸水性较强，撕条洗会影响口感。
❷ 平菇不容易清洗干净，建议用淡盐水稍浸泡、再清洗。
❸ 炒平菇时不要加水，因为平菇自身带有水分，在加热的过程中，水分会慢慢释放出来。

第三章
食养，向食物要温度

【选购窍门】

看菌盖： 平菇的边缘向内弯曲，像把小伞一样扣下来，边缘整齐并且没有丝毫开裂，这种比较新鲜。

看菌柄： 宜选择菌柄短的平菇，菌柄长的平菇生长时间较长，不够鲜嫩。

看弹性： 鲜嫩平菇的表面应该是湿润且富有弹性的，如果菌盖干裂、发黄则不宜购买。

【搭配宜忌】

平菇+尖椒　√　开胃散寒

平菇+白菜　√　通便瘦身

平菇+瘦肉　√　增强体质

平菇+鸡蛋　√　营养丰富

> **暖养小贴士**
>
> 有女性朋友曾问笔者："据说平菇易吸收重金属，还能放心食用吗？"平菇确实可以吸收土壤里的重金属，但这个重金属不是凭空产生的，而是要看其培养基里是否含有。我们日常买到的平菇，基本上都是室内无土栽培的，采用麸皮、玉米芯等作为介质，且在培养之前会监测重金属。因此，请不要相信谣言。

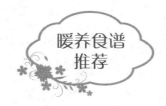

尖椒炒平菇

原料

平菇200克,尖椒150克

调料

姜丝、植物油、酱油、盐各适量

做法

❶ 平菇洗净,撕成小朵;尖椒去蒂、去籽,切成块。

❷ 锅中加植物油烧热,下姜丝爆香,下尖椒煸炒。

❸ 放入平菇,加少许酱油,翻炒至入味;至平菇熟,加少许盐调味即可。

功效:平菇和尖椒都是暖养的好食材,搭配食用祛寒暖身的功效更加显著。

平菇烧白菜

原料

平菇300克,白菜200克

调料

姜丝、干红辣椒、植物油、酱油、盐各适量

做法

❶ 平菇洗净,撕成小朵;白菜洗净,切成小片。

❷ 锅中加植物油烧热,下姜丝、干红辣椒爆香,下平菇、白菜翻炒。

❸ 加酱油、盐调味(不用加水),至所有食材熟,大火收汁即可。

功效:白菜与平菇搭配,通利肠胃的功效显著,十分适合爱美的女性。

第三章
食养，向食物要温度

平菇炒瘦肉

原料
平菇、瘦肉各100克

调料
蒜片、植物油、香油、酱油、盐各适量

做法

❶ 平菇洗净，撕成条；瘦肉洗净，切成片，入沸水中焯一下，捞出沥水。

❷ 锅中加植物油烧热，下蒜片爆香，下瘦肉煸炒，再放入平菇。

❸ 加少许酱油，继续炒至所有食材熟，加少许盐调味，出锅前淋入香油即可。

功效：这款菜鲜而不腻，还可以加点青、红辣椒配色，增强暖养功效。

平菇蛋花汤

原料
平菇100克，鸡蛋2个

调料
葱花、植物油、盐各适量

做法

❶ 平菇洗净，撕成小条；鸡蛋打散，制成蛋液。

❷ 锅中加少许植物油烧热，下平菇稍炒，加入适量清水。

❸ 至汤沸腾后，均匀地倒入蛋液，再次煮沸，加少许盐调味，撒上葱花即可。

功效：平菇煲汤既美味又营养，尤其适合手脚冰凉、腰腿疼痛的女性朋友。

红枣 | 益气养血,不显老

性味归经:性温,味甘;入脾、胃经
推荐食用量:每人每天15~25克

【推荐理由】

"每日三颗枣,女人不显老。"红枣是滋补女性的好食材,被历代医家所推崇。《本草纲目》记载,红枣"补中益气,养血生津"。《本草备要》记载,红枣"补中益气,滋脾土,润心肺,调荣卫,缓阴血,生津液,悦颜色,通九窍,助十二经,和百药"。营养学家发现,红枣富含多种维生素,因此称其为"天然维生素丸",有助于女性美容抗衰。

【不宜人群】

❶ 红枣的滋腻之性容易助湿,痰湿偏盛者(常表现为舌苔厚腻、食欲不振,平时胃部胀满,严重时会伴有头晕、恶心、呕吐等症状)忌食。

❷ 红枣偏于温补,爱上火的人(有便秘、口臭、咽喉肿痛等症状)忌食。

❸ 红枣含糖量较高,糖尿病患者不宜多食,否则会导致血糖升高。

【食用注意】

❶ 红枣虽好,但也不宜多吃,每天最多不要超过10粒。

第三章
食养,向食物要温度

❷ 女性朋友经期不要大量食用红枣,否则易引起经量增多。

❸ 食用红枣前一定要清洗,最好用清水浸泡片刻,可以有效去除农药残留。

❹ 女性朋友吃红枣后,最好适时喝点水,以防损坏牙齿。

【选购窍门】

看颜色:红枣皮色越深,成熟度越高,也越甜。如果外表特别鲜艳红亮,小心是经过染色的。

看果皮:好的红枣皮薄肉多,表面皱褶细密、均匀,纹路较浅,且蒂端没有穿孔或虫蛀。

看果肉:优质红枣果肉为肉色,口感有嚼劲,且带有果香味,轻轻按压有弹性。

尝味道:好的红枣皮薄肉细,味道清香甘甜,如果有酸味或苦味则不要购买。

【搭配宜忌】

红枣+蜂蜜　√　滋补暖身

红枣+糯米　√　散寒补虚

红枣+面粉　√　促进消化

红枣+虾　　×　身体不适

红枣是有核的好还是无核的好?其实,市面上所谓的无核红枣是经过人工去核处理的,但消费者无法了解其处理过程是否卫生。因此,笔者建议最好选择有核的红枣。

体不寒，病不找
一辈子做个暖女人

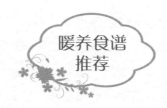

红枣蜂蜜茶

原料

红枣30粒

调料

蜂蜜适量

做法

 红枣洗净，放入锅中，加适量清水（没过红枣），大火煮沸后改小火炖至红枣软烂。

❷ 捞出红枣，去核后捣成泥，加入适量蜂蜜拌匀，装入干净的玻璃瓶中，放入冰箱冷藏。

❸ 每次食用时，取一小勺，用温水冲服即可。

功效：这款茶是女性常用食疗方，有不错的益气养血、滋补暖身的功效。

红枣姜茶

原料

红枣6粒，生姜10克

调料

红糖适量

做法

❶ 红枣洗净；生姜去皮、洗净，切成片。

❷ 锅中加适量清水，放入红枣、姜片，大火煮沸后改小火煮15分钟。

❸ 加少许红糖调味，继续煮1分钟，代茶饮用。

功效：这款茶适合白天饮用，能够帮助女性朋友调理气血，并赶走体内的寒气。

第三章
食养，向食物要温度

双红糯米粥

原料

红枣10粒，红薯150克，糯米50克

调料

无

做法

❶ 红枣洗净；红薯去皮，切成块；糯米淘洗干净。

❷ 锅中加适量清水，放入红枣、红薯、糯米一起煮粥。

❸ 粥沸腾后，不时地搅拌，至粥熟即可。（关火后闷一会儿，粥会更好喝。）

功效：这款粥可养气血、健脾胃、止虚寒，十分适合女性朋友食用。

红枣糕

原料

红枣100克，面粉120克，鸡蛋3个

调料

泡打粉、小苏打粉各2克，植物油、红糖、白芝麻各适量

做法

❶ 红枣洗净，放入锅中加水煮5分钟，捞出沥水，去核、切末（越碎越好）。

❷ 鸡蛋打散，制成蛋液，加入红糖，搅打均匀（务必使红糖没有硬块）。

❸ 蛋糊中加入植物油，顺时针搅拌；加入红枣末，顺时针搅拌；加入泡打粉、小苏打粉，顺时针搅拌；加入面粉，搅打均匀。

❹ 将制作好的面糊倒入模具中，表面撒上白芝麻，放入烤箱，预约160℃，烤25～30分钟即可。

功效：红枣糕是一款传统糕点，烤完出炉会有满屋子的红枣香，吃一块让人全身温暖。

桂圆 | 开胃益脾，养血安神

性味归经： 性温，味甘；入心、脾经
推荐食用量： 每人每天10粒

【推荐理由】

桂圆是龙眼晒干而成的，尤其适合气血不足、失眠健忘、体寒怕冷者食用。《滇南本草》记载，桂圆"养血安神，长智敛汗，开胃益脾"。《泉州本草》记载，桂圆"壮阳益气，补脾胃"。营养学家则指出，桂圆富含葡萄糖、蔗糖，含铁量也较高，既能为人体补充营养和能量，又能促进血红蛋白再生以补血。因此，女人暖养宜吃桂圆。

【不宜人群】

❶ 桂圆属于温补食物，大便干燥、小便赤黄、口干舌燥等阴虚火旺者忌食。

❷ 桂圆可助热动血，孕妇忌食。

❸ 桂圆含糖量较高，糖尿病患者忌食。

【食用注意】

❶ 桂圆虽好，但多吃容易上火，建议每天最多不超过10粒。

第三章
食养，向食物要温度

❷ 桂圆肉不仅可以直接吃，用来泡水、煮粥、煲汤也不错。

❸ 变味或肉质松软，甚至腐烂变质的桂圆不要吃，否则易引发不适。

【选购窍门】

一看：优质桂圆圆而平整、色泽黄褐显目，如果果壳不平、有褐斑则开始变质。

二捏：好的桂圆壳硬且脆，容易捏碎，反之果壳较软、捏后凹陷的则相对较差。

三剥：剥桂圆时，肉与核容易分离且肉质软润的比较好。

四尝：好的桂圆吃起来味道甘甜、软糯、清香，且嚼起来没有渣滓。

【搭配宜忌】

桂圆+粳米 √ 补元气

桂圆+红枣 √ 养血安神

桂圆+莲子 √ 益气血，养心肾

桂圆+鸡蛋 √ 益心脾，补气血

暖养小贴士：因为桂圆养血安神的效果好，许多女性朋友在月经期间也会食用。其实这样做是不对的，因为桂圆温补，若在月经期间食用，很可能会使经血变得黏稠，且造成月经不调。因此，最好等月经结束后再吃桂圆。

体不寒，病不找
一辈子做个暖女人

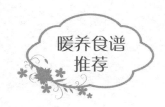

桂圆粥

原料

桂圆8粒，粳米50克

调料

红糖适量

做法

 桂圆去壳、去核，粳米淘洗干净。

❷ 锅中加适量清水，放入粳米、桂圆一起煮粥。

❸ 粥熟后，可根据个人口味加红糖调味。

功效：这款粥制作简单，补元气的功效却不凡，很适合女性朋友暖养食用。

桂圆红枣茶

原料

桂圆、红枣各5粒

调料

红糖或蜂蜜适量

做法

 桂圆去壳、去核，红枣洗净、去核。

❷ 将桂圆、红枣一起放入杯中，用沸水冲泡、加盖闷10分钟。

❸ 根据个人口味加少许红糖或蜂蜜调匀即可。

功效：桂圆、红枣都是暖养的好食材，两者搭配可益气补血、暖身安神、健脑益智。

第三章
食养，向食物要温度

桂圆莲子汤

原料

桂圆、莲子各30克

调料

冰糖适量

做法

❶ 桂圆去壳、去核；莲子洗净，提前浸泡2小时。

❷ 锅中加适量清水，放入桂圆、莲子，大火煮沸后改小火慢炖。

❸ 至莲子熟烂，加少许冰糖调味即可。

功效：煲汤时，还可以放几粒红枣。体寒的女性经常喝一碗桂圆莲子汤，可益气血、养心肾。

桂圆炖蛋

原料

桂圆8粒，煮鸡蛋1个

调料

红糖适量

做法

❶ 桂圆去壳、去核，煮鸡蛋剥去外壳。

❷ 锅中加适量清水，放入桂圆肉、鸡蛋，炖煮10分钟。

❸ 放入红糖，继续煮5分钟即可。

功效：这是一款传统甜品，可益心脾、补气血，尤其适合身体虚弱、体寒怕冷、失眠健忘的女性朋友食用。

板栗 | 益气健脾，补肾强筋

性味归经：性温，味甘；入脾、胃、肾经
推荐食用量：每人每天50克

【推荐理由】

板栗气味幽香、味道甘甜，有"干果之王"的美誉。板栗可益气健脾、补肾强筋，《名医别录》记载，板栗"主益气，厚肠胃，补肾气，令人忍饥"。板栗自古便是暖养佳品，《本草纲目》记载："有人内寒，暴泄如注，令食煨栗二三十枚顿愈。"女性经常吃点板栗，可改善因脾胃虚寒引起的腹泻及因肾虚引起的腰膝酸软、小便频多。

【不宜人群】

❶ 板栗性温，阴虚火旺者忌食。

❷ 板栗的淀粉含量较高，消化功能差的人、便秘者忌食。

❸ 糖尿病患者不宜摄入太多淀粉，以免血糖升高，因此不要多吃板栗。

【食用注意】

❶ 俗话说："十个板栗能顶一碗饭。"板栗富含淀粉，一次不可多吃，否则会引起腹胀或影响正常三餐。

第三章
食养，向食物要温度

❷ 板栗生食不易消化，炒食、煮粥、煲汤较佳。

❸ 剥内皮的好方法：把板栗放入开水中煮一会儿，捞出放入凉水中，这时内皮就很容易剥了。

【选购窍门】

看颜色：好的板栗外壳色泽比较自然，过于有光泽、泛着光的不要购买。

捏一捏：如果板栗捏起来比较坚实，那么果肉较丰满，反之一捏就凹，说明果肉已失去水分。

摇一摇：如果果肉晃动就不要买，因为里面的果肉已经干硬，这种板栗口感差。

【搭配宜忌】

板栗+粳米	√	健脾益气
板栗+白菜	√	养颜通便
板栗+鸡肉	√	暖身补虚
板栗+羊肉	×	消化不良

暖养小贴士：很多人不知道，板栗虽是坚果，但它却不像核桃、榛子等坚果那样富含油脂。板栗与薯类相似，淀粉含量较高。新鲜板栗中约40%是淀粉，是土豆的2.4倍。因此，吃了板栗后可适当减少主食的摄入。

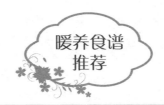

暖养食谱推荐

板栗红枣粥

原料

板栗8粒,红枣6粒,糯米、粳米各50克

调料

无

做法

❶ 板栗煮熟,去壳、去皮,切成小块;糯米洗净,用清水浸泡2小时;红枣、粳米分别洗净。

❷ 锅中加适量清水,放入糯米及泡米的水、粳米、红枣一起煮粥。

❸ 粥八成熟时,放入板栗,搅拌均匀,继续煮至粥熟即可。

功效:这款粥营养丰富,具有健脾益气、养胃补肾的功效。

板栗烧白菜

原料

板栗10粒,白菜300克

调料

葱丝、姜丝、水淀粉、植物油、花椒油、酱油、盐各适量

做法

❶ 板栗去壳、去皮,每粒一剖两半;白菜洗净,切成长条。

❷ 锅中加植物油烧热,下板栗略炸,盛出备用。

❸ 锅中加植物油烧热,下葱丝、姜丝爆香,下白菜翻炒,下板栗炒匀,加酱油、盐和少许清水,烧开后去浮沫,再用小火烧2分钟,用水淀粉勾芡,出锅前淋花椒油即可。

功效:这款暖养家常菜咸香适口,白菜软而酥烂,板栗又甜又糯,很适合女性朋友食用。

第三章
食养，向食物要温度

板栗烧鸡

原料

板栗150克，鸡肉300克

调料

葱花、姜片、植物油、酱油、料酒、白糖、盐各适量

做法

① 板栗去壳、去皮，放入开水锅中煮5分钟，捞出沥水，再放入热油锅中，炒至变色后捞出；鸡肉洗净，切成小块。

② 锅中加植物油烧热，下姜片爆香，下鸡块翻炒，加入料酒、酱油、白糖和盐。

③ 放入板栗，加适量开水，大火煮沸后改小火煮至鸡肉熟，大火收汁，撒入葱花即可。

功效：这款菜鸡肉鲜滑、板栗香甜，有不错的补益暖养作用。

板栗排骨汤

原料

板栗100克，猪排骨300克

调料

葱结、姜片、料酒、味精、盐各适量

做法

① 板栗去壳、去皮；猪排骨洗净，剁成小块，焯水备用。

② 锅中加适量清水，放入葱结、姜片、排骨和料酒，大火煮沸后改小火炖40分钟。

③ 放入板栗，继续炖至排骨熟，加少许味精、盐调味即可。

功效：这款汤鲜而不腻、美味营养，可补血益气、健脾养胃、补肾强筋。

核桃 | 祛寒暖身的"长寿果"

性味归经：性温，味甘；入肾、肺、大肠经
推荐食用量：每人每天20～30克

【推荐理由】

核桃口感香酥，有"长寿果"的美誉。《中国药典》记载，核桃"补肾，温肺，润肠，用于肾阳不足、腰膝酸软、阳痿遗精、虚寒喘嗽、肠燥便秘"。《神农本草经》则将核桃列为久服轻身、延年益寿的上品。

【不宜人群】

❶ 核桃含脂肪较多，腹泻者、高脂血症患者忌食。

❷ 每100克核桃含热量2704千焦，糖尿病患者不宜多食。

❸ 核桃性温，容易生痰助火，咳嗽痰多及阴虚内热者忌食。

【食用注意】

❶ 核桃属于高脂肪类坚果，不要过量食用，也不宜长期吃。

❷ 核桃的褐色薄皮中含有很多营养成分，吃核桃时最好带皮一起吃。

❸ 吃核桃后不要立即饮茶，否则茶中的鞣酸会与核桃中的铁、蛋白质结合，生成不溶性沉淀物。

第三章
食养，向食物要温度

【选购窍门】

看颜色：优质核桃的表皮为淡黄色，如果表面发白则不要买。

闻气味：好的核桃闻起来有淡淡的木香，如果有明显的漂白粉气味则不要买。

掂重量：可以用手掂一下核桃，越重的核桃果仁越饱满。

尝味道：优质核桃果仁香甜且脆，如果有霉味或其他怪味则不要买。

【搭配宜忌】

核桃＋红枣　√　补虚暖身

核桃＋山药　√　气血双补

核桃＋韭菜　√　益阳祛寒

核桃＋白酒　×　引发上火

暖养小贴士：核桃快速去壳的小技巧：先将核桃放入蒸锅中隔水大火蒸10分钟，然后立即浸入冷水中，捞出沥水，此时核桃表面会出现一条条裂纹，只要沿着这些裂纹把壳掰开，就能取出完整的核桃仁。

体不寒，病不找
一辈子做个暖女人

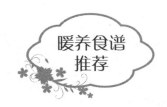

核桃红枣饮

原料

核桃3个，红枣6粒

调料

无

做法

❶ 核桃去核、取仁，红枣洗净、去核。

❷ 将核桃仁、红枣一起放入豆浆机中，加入适量温水，按下五谷豆浆键。

❸ 等豆浆机不再转动，将制作好的核桃红枣饮倒入碗中即可。

功效：这款核桃红枣饮香甜可口，是女性补虚暖身的好选择。

桃香韭菜

原料

韭菜300克，核桃仁30克

调料

植物油、盐各适量

做法

❶ 韭菜择洗干净，切成段。

❷ 锅中加植物油烧热，下核桃仁炒熟备用。

❸ 锅中加植物油烧热，下韭菜段加盐略炒，待韭菜熟后，倒入核桃仁，稍炒即可。

功效：核桃和韭菜都是暖养的好食材，搭配食用对改善体寒有益。

第三章
食养，向食物要温度

琥珀核桃

原料
核桃仁300克，熟白芝麻10克

调料
白糖10克，蜂蜜5毫升，橄榄油5克

做法

❶ 将核桃仁放入微波炉中，用中高火加热2分钟。

❷ 取出核桃仁，加入白糖、蜂蜜、橄榄油拌匀，再次放入微波炉中加热1分钟。

❸ 再次取出核桃仁，加半汤匙水拌匀，再次用微波炉加热2分钟，撒上熟白芝麻即可。（加水是为了不使糖汁过于黏稠。）

功效：这款琥珀核桃酥酥甜甜，女性朋友经常吃一点，可以改善心情。

核桃瘦肉汤

原料
核桃仁30克，猪瘦肉120克，山药30克

调料
姜片、盐各适量

做法

❶ 猪瘦肉洗净，切成片，焯水备用；山药去皮、洗净，切成块。

❷ 锅中加适量清水，放入瘦肉片、核桃仁、姜片，大火煮沸后改小火慢炖。

❸ 约15分钟后，放入山药块，继续炖至所有食材熟，加少许盐调味即可。

功效：这是一款气血双补、补虚养身的常用食疗方，女性朋友不妨一试。

樱桃 | 养血补虚佳品

性味归经：性温，味甘；入脾、胃、肾经
推荐食用量：每人每天100克

【推荐理由】

　　樱桃晶莹剔透、味道甘甜，深受女性朋友的青睐。一直以来，樱桃被视为补虚的佳品。《滇南本草》记载，樱桃"治一切虚证，能大补元气，滋润皮肤"。现代研究则发现，樱桃中富含铁元素，铁是合成人体血红蛋白必不可少的原料，对防治女性贫血有重要意义。

【不宜人群】

❶ 樱桃属于温热类水果，虚热咳嗽、热性病患者忌食。

❷ 若有口腔溃疡、发热，多与上火干燥有关，不要吃樱桃。

❸ 樱桃含糖量较高，糖尿病患者忌食。

❹ 樱桃含钾较多，肾病患者不宜多食。

【食用注意】

❶ 空腹时不要吃樱桃，否则易引起消化不良、腹泻。

❷ 樱桃核仁中含有氰苷，误食易中毒。

第三章
食养，向食物要温度

❸ 清洗樱桃时，可以用淡盐水浸泡5分钟，去掉农药残留。

【选购窍门】

看颜色：樱桃颜色呈深红或偏暗红色，通常比较甜。

看形状：樱桃个头稍大，呈D字扁圆形，果蒂位置凹得越厉害的越甜。

看果皮：樱桃果皮表面有褶皱的，表明已经脱水，建议不要购买。

看果梗：应挑选果梗呈绿色的。如果已经发黑，说明不新鲜。

【搭配宜忌】

樱桃＋白糖　√　养血补虚

樱桃＋蜂蜜　√　补中益气

樱桃＋面粉　√　养胃暖身

樱桃＋胡萝卜　×　降低营养

暖养小贴士　樱桃中含有花青素、硒等抗氧化物质，有助于对抗自由基，有美容、缓衰、抗癌的作用。另外，据《健康时报》报道，痛风或关节炎患者食用几天樱桃，可以起到消肿、减轻疼痛的作用。

体不寒，病不找
一辈子做个暖女人

樱桃甜汤

原料
樱桃100克

调料
盐、红糖各适量

做法

❶ 樱桃去梗，放入淡盐水中浸泡10分钟，用清水洗净，去掉果核。

❷ 锅中加适量清水，放入樱桃炖煮15分钟。

❸ 加入红糖，继续煮2分钟即可。

功效：樱桃和红糖都有补血的作用，十分适合女性朋友食用。

樱桃果酱

原料
樱桃300克，白糖30克

调料
柠檬汁、盐各适量

做法

❶ 樱桃去梗，放入盐水中浸泡10分钟，用清水洗净，去掉果核。

❷ 将处理好的樱桃放入大碗中，加白糖拌匀，腌制至少5个小时。

❸ 将樱桃及汁液一起放入锅内煮沸、收汁，盛出后加入少许柠檬汁，拌成酱，装入玻璃瓶中即可。

功效：这是一款居家自制果酱，简单美味，却有良好的补益作用。

第三章
食养，向食物要温度

樱桃饼

原料
樱桃100克，面粉200克，燕麦片80克，鸡蛋2个

调料
泡打粉、小苏打粉、植物油、红糖、盐各适量

做法

❶ 樱桃用盐水浸泡，洗净后去核、切成小块。

❷ 取一大碗，倒入植物油、打入鸡蛋、放入红糖，充分搅拌均匀。

❸ 取另一只碗，放入面粉、燕麦片、樱桃、泡打粉、小苏打粉，混合均匀。

❹ 把粉类混合物倒入液体混合物中，搅拌成湿润的面糊。

❺ 将面糊搓成一个个圆球、压扁，放入烤盘，全部完成后放入烤箱，170℃烤约15分钟。

功效：这款饼香气四溢，有暖脾胃、养心肾的功效，刚烤好后饼内部稍有些发软，但冷却后就会变得酥脆。

樱桃玉米饼

原料
樱桃50克，玉米粉150克，鸡蛋1个

调料
盐、植物油、红糖各适量

做法

❶ 将鸡蛋打入玉米粉中，加适量清水、红糖搅拌成玉米面糊（稍微稠一点）。

❷ 樱桃用淡盐水浸泡，洗净后去核，切成碎末，放入玉米糊中搅拌均匀。

❸ 平底锅加植物油烧热，下玉米面糊摊平，用小火烤3分钟，翻面，继续烤3分钟，至用筷子插入玉米饼中拔不出黏面糊为准。

功效：这款樱桃玉米饼制作简单，香酥可口，有良好的暖身体、补虚劳作用。

荔枝 | 暖补脾精，温滋肝血

性味归经：性温，味甘、酸；入脾、肝经
推荐食用量：每人每天150克

【推荐理由】

"一骑红尘妃子笑，无人知是荔枝来。"荔枝红艳味美，素来为众多女性朋友所喜爱。荔枝属于温性水果，有良好的养血健脾功效。《玉楸药解》记载，荔枝"甘温滋润，最益脾肝精血"。《泉州本草》记载，荔枝"壮阳益气，补中清肺，生津止渴，利咽喉"。

【不宜人群】

❶ 荔枝性温，阴虚上火者忌食，否则会加重症状。
❷ 容易长痘生疮的人通常体内有热，如果再吃荔枝，更容易滋生痘疮。
❸ 荔枝果肉的含糖量高，糖尿病患者忌食。
❹ 孕妇、出血性疾病患者最好不要吃荔枝。

【食用注意】

❶ 若一次吃荔枝过多，容易诱发突发性低血糖，出现头晕、口渴、恶心等症状。

❷ 不要空腹吃荔枝，最好在饭后半小时后再食用。

❸ 荔枝蘸酱油的吃法并不健康。荔枝搭配酱油食用，不仅会造成盐摄入过量，还会加重肠胃负担，容易诱发腹泻、胃痛。

【选购窍门】

看颜色：新鲜荔枝并不是鲜红色，而是偏暗红色，一般表皮青红相间。

看弹性：可以用手捏一捏，新鲜荔枝富有弹性。如果捏起来比较软，而且没有弹性，说明是不新鲜的。

闻气味：新鲜荔枝气味清香，如果有酒味或酸臭味，说明已经变质。

看果肉：优质荔枝果肉晶莹剔透，如果果肉为红色或褐色则已经变质。

【搭配宜忌】

荔枝+粳米　√　健脾养胃

荔枝+红枣　√　养血益气

荔枝+虾　√　补阳暖身

荔枝+南瓜　×　降低营养

暖养小贴士

荔枝不宜多食，若连续、大量地食用荔枝会产生头晕、心慌、脸色苍白、出冷汗、手足无力等症状，严重者还会眩晕、抽搐甚至突然昏迷，医学上称为"荔枝病"。若出现上述症状，要平卧休息，轻者立即喝一杯浓糖水，重者应立即送往医院救治。

暖养食谱推荐

荔枝粥

原料
荔枝8粒，粳米100克

调料
无

做法

❶ 荔枝去壳、去核，取肉备用；粳米淘洗干净。

❷ 锅中加适量清水，放入荔枝肉、粳米，大火煮沸后改小火熬至米粥熟烂，趁热食用。

功效：这是用荔枝暖养的简单做法，还可以放点温补的红糖调味。

荔枝炒虾仁

原料
荔枝8粒，虾仁12个，鸡蛋清1个

调料
葱丝、姜丝、水淀粉、植物油、盐各适量

做法

❶ 荔枝去壳、去核，切成丁；虾仁洗净，切成丁，加水淀粉、鸡蛋清、盐拌匀腌制。

❷ 锅中加植物油烧热，放虾仁炒至变色，放入葱丝、姜丝稍炒。

❸ 放入荔枝肉，继续炒至虾仁熟，加少许盐调味即可。

功效：荔枝和虾仁都是暖补的好食材，这款菜风味独特，有较好的补阳暖身作用。

第三章
食养，向食物要温度

荔枝鸡球

原料

鸡脯肉300克，荔枝10粒，鸡蛋1个，红、黄柿子椒各适量

调料

水淀粉、花椒粉、姜片、植物油、蚝油、料酒、盐各适量

做法

❶ 荔枝去壳、去核；红、黄柿子椒去籽、洗净，切成块。

❷ 鸡脯肉洗净、剁成末，加鸡蛋、蚝油、料酒、盐，顺时针搅拌上劲，再一一捏成丸子，放入油锅中炸至金黄，捞出沥油。

❸ 锅留底油烧热，下姜片爆香，下柿子椒翻炒，下丸子、荔枝肉翻炒，加花椒粉、盐、水淀粉调味、收汁即可。

功效："一个荔枝三把火"，荔枝和鸡肉是不错的搭配，趁热吃补虚暖身效果佳。

荔枝红枣汤

原料

荔枝、红枣各6粒

调料

红糖适量

做法

❶ 荔枝去壳、去核，红枣洗净。

❷ 锅中加适量清水，放入荔枝、红枣一起炖煮。

❸ 约15分钟后，加少许红糖调味，趁热食用。

功效：荔枝养血健脾，红枣补中益气，两者搭配暖养功效更加显著。

山楂 | 消食健胃，行气散瘀

性味归经： 性微温，味酸、甘；入脾、胃、肝、肺经

推荐食用量： 每人每天30～50克

【推荐理由】

"寒则生瘀"，体寒容易导致气滞血瘀，因此建议适当吃些山楂。《中国药典》记载，山楂"消食健胃，行气散瘀"。《日用本草》记载，山楂"化食积，行结气，健胃宽膈，消血痞气块"。山楂性偏温，十分适合体寒女性食用，而且能有效预防因体寒带来的气滞血瘀、经闭胀痛。

【不宜人群】

❶ 山楂能刺激胃酸分泌，胃酸过多者、消化性溃疡者忌食。

❷ 山楂除含有果酸外，还富含糖类，有牙齿疾患者忌食。

❸ 山楂可使子宫收缩，孕妇忌食。

【食用注意】

❶ 山楂含有大量有机酸，不宜空腹或大量食用，否则会出现胃胀、泛酸等不适。

❷ 市面上的加工类山楂食品大多含糖量高，应尽量食用鲜果。

❸ 吃山楂后建议立即刷牙，以防损坏牙齿。

第三章
食养，向食物要温度

【选购窍门】

看颜色：尽量挑选颜色红亮的，这种山楂比较新鲜、成熟度也高。

看外观：要挑选个头大小适中、圆溜溜、无伤无虫眼的。

看重量：可以用手掂一掂，重量太轻的说明水分已经流失。

【搭配宜忌】

山楂＋糯米　√　健脾养胃

山楂＋红糖　√　温经通脉

山楂＋鲤鱼　√　开胃补脾

山楂＋猪肝　×　破坏营养

暖养小贴士

现代研究发现，亚硝胺和黄曲霉素可以诱使或加重消化道癌症，而山楂提取液可以阻止亚硝胺的合成并有抑制黄曲霉素的作用。因此，食用山楂有助于预防消化道癌症。

暖养食谱推荐

山楂糯米粥

原料　山楂20克，糯米50克

调料　红糖适量

做法

❶ 山楂洗净，去梗、去核，切成4瓣；糯米淘洗干净，用清水浸泡半小时。

❷ 将山楂、糯米及泡米的水一起放入锅中，大火煮沸后改小火熬煮成粥。

❸ 粥熟后，根据个人口味加少许红糖调味即可。

功效：山楂、糯米、红糖都是暖养的好食材，三者搭配可健脾、暖胃、行气、散瘀。

山楂红糖水

原料　山楂20克

调料　红糖10克

做法

❶ 山楂洗净，去梗、去核。

❷ 锅中加两碗清水，放入山楂、红糖，大火煮沸后改小火煎煮。

❸ 当剩下1碗水时，关火倒入碗中，吃山楂喝水即可。

功效：这款山楂红糖水有温经通脉、化瘀止痛的功效，尤其适合气滞血瘀类型的女性朋友。

第三章
食养，向食物要温度

山楂鲤鱼汤

原料
山楂20克，鸡蛋清50克，鲤鱼300克

调料
葱花、水淀粉、料酒、盐各适量

做法

❶ 山楂洗净，去核、切成片；鲤鱼处理干净，切成片。

❷ 将鱼片加鸡蛋清和适量水淀粉、料酒、盐搅拌均匀，腌制。

❸ 锅中加适量清水，放入山楂片，煮沸后放入腌好的鱼片并煮熟，加适量盐调味，撒上葱花即可。

功效：山楂不仅去除了鲫鱼的腥味，而且能促进人体对鲫鱼营养的消化吸收，具有开胃补脾、暖养强身的功效。

蜂蜜山楂酱

原料
山楂200克

调料
蜂蜜适量

做法

❶ 山楂洗净、去核，加适量温水放入搅拌机里打成糊。

❷ 将山楂糊倒入锅中，大火煮沸后改小火熬煮。

❸ 至山楂糊黏稠后关火，温度降至不烫手，加入蜂蜜拌匀即可。

功效：这款蜂蜜山楂酱酸酸甜甜，可开胃消食、行气散瘀，但不可贪吃。

枸杞子 | 可改善虚劳体寒

性味归经：性平，味甘；入肝、肾经

推荐食用量：每人每天6~12克

【推荐理由】

《中国药典》记载，枸杞子"滋补肝肾，益精明目"。《本草汇言》记载，枸杞子能使"气可充，血可补，阳可生，阴可长，火可降，风湿可去，有十全之妙用焉"。对于女性来说，经常食用枸杞子，不仅能改善虚劳眩晕、腰膝酸痛、血虚萎黄、目昏不明症状，还有助于养颜缓衰、防治体寒。

【不宜人群】

❶ 枸杞子滋补功效强，上火的人、流鼻血者忌食。

❷ 体虚腹泻者忌食枸杞子，否则会加重腹泻症状。

❸ 感冒发热时忌食枸杞子，否则不利于病情恢复。

【食用注意】

❶ 无论是什么样的滋补品，都不要过量食用，枸杞子也不例外。

❷ 很多人不知道，枸杞子直接嚼服更好，更利于其发挥功效。

第三章
食养，向食物要温度

❸ 枸杞子适合四季食用，但夏季炎热应适当少吃，泡水喝、炖汤放几粒也不错。

【选购窍门】

看颜色：好的枸杞子为暗红色，如果颜色很鲜艳，则可能是经过染色的。

看形状：优质枸杞子呈椭圆形，如果为圆形则质量较差。

闻气味：正常枸杞子无刺鼻气味，如果散发出难闻的味道或酒糟味则不要买。

尝口感：好的枸杞子口味甘甜，如果又苦又涩则为劣质的。

【搭配宜忌】

枸杞子 + 山楂　√　滋补消食

枸杞子 + 玉米　√　通便明目

枸杞子 + 乌鸡　√　补血养颜

枸杞子 + 绿茶　×　影响消化

暖养小贴士　现代研究发现，枸杞子中富含枸杞多糖，可以增强骨髓的造血功能和细胞的免疫力，能明显提高人体内超氧化物歧化酶（SOD）的活力，从而有助于抗氧化，起到消除疲劳、增强免疫力的作用。

暖养食谱推荐

枸杞子红枣茶

原料

枸杞子6克，红枣4粒

调料

无

做法

❶ 枸杞子、红枣分别洗净，沥水备用。

❷ 将枸杞子、红枣一起放入杯中，加适量沸水冲泡，加盖闷10～15分钟即可。

功效：这款茶制作简单，可益气养血、暖身补虚。

枸杞山楂茶

原料

枸杞子6克，干山楂10克

调料

无

做法

❶ 枸杞子、干山楂分别洗净，沥水备用。

❷ 将枸杞子、干山楂一起放入杯中，加适量沸水冲泡，加盖闷10～15分钟即可。

功效：这款茶有补益肝肾、开胃消食、活血化瘀、改善虚劳等功效。

第三章
食养，向食物要温度

枸杞炒玉米

原料
枸杞子10克，熟玉米粒150克，青椒1个

调料
植物油、盐各适量

做法
❶ 枸杞子洗净；青椒洗净、去籽，切成丁。
❷ 锅中加植物油烧热，下青椒粒稍炒，放入熟玉米粒翻炒。
❸ 放入枸杞子继续翻炒，加少许盐调味即可。

功效：玉米有健脾益胃、利水通便的功效。玉米和枸杞子、青椒搭配食用，对体寒女性十分有益。

枸杞子红枣乌鸡汤

原料
枸杞子10克，红枣10粒，乌鸡肉300克

调料
姜片、料酒、盐各适量

做法
❶ 枸杞子、红枣分别洗净；乌鸡处理干净，剁成块，入沸水中焯一下。
❷ 砂锅中加适量清水，放入姜片、枸杞子、红枣、乌鸡及料酒一起炖煮。
❸ 至乌鸡肉熟烂后，加适量盐调味即可。

功效：这款汤可益气、补血、养颜、强身，尤其适合身体虚弱、体寒怕冷、皮肤干燥的女性朋友食用。

红糖 | 女人不可百日无糖

性味归经：性温，味甘；入脾、肝、胃经
推荐食用量：每人每天20克

【推荐理由】

俗话说："女人不可百日无糖。"指的就是红糖。《医林纂要探源》记载，红糖"暖胃，补脾，缓肝，去瘀，活血，润肠"。《随息居饮食谱》记载，红糖"散寒活血，舒筋止痛"。红糖性温，"温而补之，温而通之，温而散之"，对改善女性体寒、痛经、面色苍白等效果显著。

【不宜人群】

❶ 红糖温补，阴虚内热者忌食。

❷ 红糖含糖量较高，糖尿病患者忌食。

【食用注意】

❶ 红糖虽好，也不要天天食用，否则易引发肥胖、上火。

❷ 女性经期身体虚弱，此时喝一杯红糖水，能让身体温暖，为身体补充能量。

❸ 晚上睡觉前不要喝红糖水，否则会使大脑兴奋，不利于睡眠。

第三章
食养，向食物要温度

【选购窍门】

看外观：优质红糖颜色较深，呈晶粒状或粉末状，干燥而松散，不结块，不成团，其水溶液清晰、无沉淀、无悬浮物。

闻气味：优质红糖有甘蔗的清香，一般的红糖气味比较淡，而劣质红糖有酒味、酸味或其他异味。

尝味道：可以取少许红糖放在口中品尝，口味浓甜带鲜，微有蜜味的红糖品质较好；滋味比较正常，没有特殊蜜味的红糖质量一般；有焦苦味或其他异味的红糖质量较差。

【搭配宜忌】

红糖 + 生姜 √ 解表散寒

红糖 + 枸杞子 √ 养血明目

红糖 + 鸡蛋 √ 营养丰富

红糖 + 牛肉 × 导致腹胀

> **暖养小贴士**
>
> 市面上的红糖制品分为很多种，要根据自己的需求选择。如有特别针对产后恢复用的红糖、针对经期不适的姜汁红糖、具有滋补作用的阿胶红糖等。

体不寒，病不找
一辈子做个暖女人

红糖藕

原料

红糖60克，莲藕500克

调料

糖桂花适量

做法

❶ 莲藕去皮，切成大片；放入电饭锅，加红糖、水，水量是食材的一半。

❷ 按下煮饭键，程序结束后开盖继续按煮饭键，把汤汁收浓。

❸ 加入糖桂花即可食用。

功效：这款甜品助消化，还有很好的补气、补血效果。

四红粥

原料

黑米50克，红豆30克，花生20克

调料

红糖15克

做法

❶ 黑米洗净，用清水浸泡6小时；红豆洗净，用清水浸泡3小时；花生洗净。

❷ 锅中加适量清水，放入黑米、红豆、花生一起煮粥。

❸ 至粥八成熟，放入红糖搅拌均匀，继续煮至粥熟即可。

功效：黑米、红豆、花生、红糖都适合体寒女性食用，搭配煮粥一定要煮熟，否则不易消化吸收。

第三章
食养，向食物要温度

桂圆鸡蛋红糖水

原料
桂圆6粒，鸡蛋1个

调料
红糖15克

做法

❶ 桂圆去壳、去核，备用。

❷ 锅中加适量清水，放入桂圆肉、红糖炖煮。

❸ 15分钟后，打入鸡蛋，至鸡蛋熟，趁热食用。

功效：这款甜汤营养丰富，可祛寒暖胃，还可以放几粒红枣。

红糖鹌鹑蛋

原料
鹌鹑蛋6个，红枣3粒

调料
红糖15克，姜10克

做法

❶ 鹌鹑蛋煮熟，去壳；姜去皮、洗净、切丝；红枣洗净、去核，对半切开。

❷ 锅中加适量清水，放入红糖、姜丝、红枣、鹌鹑蛋。

❸ 大火煮沸后改小火炖5分钟，吃蛋喝汤。

功效：这款红糖鹌鹑蛋既可饱腹，又能散寒，吃完后身体顿时暖和起来。

羊肉 | 辅助治疗虚劳寒冷

性味归经： 性热，味甘；入脾、胃、肾经

推荐食用量： 每人每天200克

【推荐理由】

羊肉肉质细嫩、滋味鲜美，自古便被视为滋补佳品。体寒怕冷、病后体虚的女性朋友，很适合时常吃点羊肉。张仲景也曾推荐用当归生姜羊肉汤来温阳散寒，辅助治疗各种寒证。

【不宜人群】

❶ 羊肉温补，阴虚内热者忌食，以防助热伤津。

❷ 感冒初期不能吃羊肉，否则会导致病情迁延不愈。

❸ 羊肉火锅含嘌呤较高，痛风患者忌食。

【食用注意】

❶ 羊肉膻味重，烹饪时宜加点葱、姜、孜然等调味品。

❷ 羊肉中富含蛋白质，而茶水中含有较多单宁，若边吃羊肉边喝茶，容易诱发便秘。

❸ 买回来的新鲜羊肉要及时冷藏，使肉温降到5℃以下，以便减少细菌的污染，延长保鲜期。

第三章
食养,向食物要温度

【选购窍门】

看外观:新鲜羊肉一般呈鲜红色或粉红色,整块肉颜色均匀,如果肉色发暗、变深,或是呈灰白色,则不要购买。

凭手感:新鲜羊肉表面湿润,不沾手,不干燥,按压有弹性,但不会有水分出来。

闻气味:正常羊肉有明显的羊膻味,若已经变质,会有明显异味,刺鼻难闻。

【搭配宜忌】

羊肉+粳米 √ 暖中补虚

羊肉+山药 √ 养胃补虚

羊肉+生姜 √ 温阳补虚

羊肉+南瓜 × 导致腹胀

暖养小贴士

如何分辨注水羊肉?观察外表:注水肉一般颜色发白;检查黏度:摇晃装羊肉的盘子,非注水肉会黏在盘子上,而注水肉则不会;检查油性:用纸巾在羊肉表面按压,注水肉会使纸巾表面有水,非注水肉则是油;检查弹性:非注水肉富有弹性,而注水肉则没有弹性。

> 体不寒，病不找
> 一辈子做个暖女人

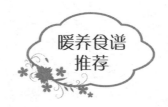

羊肉粥

原料

羊肉、粳米各100克

调料

姜丝、盐各适量

做法

❶ 羊肉洗净，切成丝，氽水备用；粳米淘洗干净。

❷ 锅中加适量清水，放入羊肉丝、姜丝、粳米，大火煮沸后改小火煮粥。

❸ 粥熟后，加少许盐调味，继续煮2分钟即可。

功效：这款羊肉粥制作简单，可暖中补虚，体寒女性不妨一试。

孜然羊肉

原料

羊肉300克

调料

香菜段、葱段、姜丝、干红辣椒段、孜然粉、植物油、酱油、料酒、盐各适量

做法

❶ 羊肉洗净，切成片，氽水备用。

❷ 锅中加植物油烧热，下葱段、姜丝、干红辣椒段爆香。

❸ 下羊肉片煸炒，加入料酒、酱油大火煸炒至断生，撒入孜然粉及少许盐调味，放入香菜段炒匀即可。

功效：这款菜口感爽嫩、鲜辣咸香，具有温补气血、补肾升阳的功效。

第三章
食养，向食物要温度

山药羊肉汤

原料

羊肉200克，山药150克，枸杞子少许

调料

去皮姜片、胡椒粉、料酒、盐各适量

做法

❶ 羊肉洗净，切成块，汆水备用；山药去皮、洗净，切成块；枸杞子洗净。

❷ 砂锅中加适量清水，放入羊肉块、枸杞子、姜片、料酒，炖至羊肉八成熟。

❸ 放入山药块，继续炖至羊肉熟烂，加少许胡椒粉、盐调味即可。

功效：这款汤肉美味鲜，非常适合四肢冰冷、体虚胃寒及阳气不足的女性朋友食用。

当归生姜羊肉汤

原料

羊肉300克，当归10克，生姜15克

调料

料酒、盐各适量

做法

❶ 羊肉洗净，切成块，汆水备用；当归、生姜（去皮）分别洗净，切成片。

❷ 砂锅中加适量清水，放入羊肉块、当归、姜片及少许料酒。

❸ 大火煮沸后改小火炖煮，至羊肉熟烂，加盐调味即可。

功效：当归、生姜温血散寒，羊肉补虚益血。《金匮要略》也曾推荐这款汤，具有温阳补虚、祛寒止痛的功效。

牛肉 | 益气健脾，强健筋骨

性味归经：性温，味甘；入脾、胃经
推荐食用量：每人每天100克

【推荐理由】

中医有"牛肉味甘，专补脾土""牛肉补气，功同黄芪"之说。脾气虚的女性，容易气血亏虚、手脚冰凉、畏寒怕冷，宜时常吃些牛肉，以益气健脾，使身体暖和起来。《本草拾遗》则记载，牛肉"消水肿，除湿气，补虚，令人强筋骨、壮健"，是补益的好选择。

【不宜人群】

❶ 牛肉性温，阴虚内热者忌食。

❷ 牛肉属于发物，皮肤病患者忌食。

❸ 牛肉胆固醇含量较高，高脂血症患者忌食。

❹ 牛肉富含蛋白质，高蛋白会导致肾小球滤过率增加，肾脏代谢废物增加，加重肾脏负担，肾病患者应参考医生建议食用。

【食用注意】

❶ 切牛肉时应横切，因为它的纤维组织较粗，结缔组织又多，横切可将长纤维切断，否则入味欠佳、不易嚼烂。

第三章
食养，向食物要温度

❷ 牛肉中含有可溶于水的芳香物质。若以吃肉为主，要适当切大一点；若以喝汤为主，要切小一点。

【选购窍门】

用眼看：新鲜牛肉呈深红色或暗红色，颜色比较均匀，肉的表面有光泽。不新鲜的牛肉不仅没有光泽，而且颜色灰暗，显得比较脏。

用手摸：新鲜牛肉的纤维比较紧实、富有弹性，用手按压后凹陷很快就会恢复。不新鲜的牛肉纤维比较松散，用手按压后会留下明显压痕。

用鼻闻：新鲜牛肉有淡淡的肉腥味，不新鲜的牛肉有异味，甚至是臭味。

【搭配宜忌】

牛肉 + 洋葱　√　祛寒补虚

牛肉 + 土豆　√　健脾宽肠

牛肉 + 莲子　√　缓解疲劳

牛肉 + 板栗　×　恶心呕吐

暖养小贴士　切牛肉的小窍门：牛肉的纤维比较粗，可先整块用塑料袋包好，然后用刀背敲打，使纤维断裂后再切。切丝时顺着纹路切，切薄一点，以便能迅速炒熟。

体不寒,病不找
一辈子做个暖女人

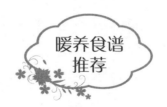
暖养食谱
推荐

葱爆牛肉

原料

牛肉300克,大葱1根,鸡蛋清1个

调料

蒜末、淀粉、植物油、香油、酱油、料酒、盐各适量

做法

❶ 牛肉洗净,切成薄片,加鸡蛋清、淀粉、酱油、料酒拌匀、腌制15分钟;大葱洗净,切成小段。

❷ 锅中加植物油烧热,下蒜末爆香,下牛肉炒至八成熟。

❸ 放入葱段,继续炒至牛肉熟,加盐调味,出锅前淋少许香油即可。

功效:这款葱爆牛肉,有不错的补益气血、祛寒暖身的作用。

小炒牛肉

原料

牛肉300克

调料

泡姜、泡蒜、泡椒、香菜段、水淀粉、植物油、酱油、盐各适量

做法

❶ 牛肉洗净,切成薄片,装入碗中,加盐、清水拌匀、腌制;泡姜、泡蒜切成片,泡椒切成圈。

❷ 锅中加植物油烧热,下泡姜、泡蒜、泡椒煸炒,加少许清水,继续炒出香味。

第三章
食养，向食物要温度

❸ 放入牛肉一起煸炒，加适量酱油，大火翻炒，用水淀粉勾芡，出锅前撒上香菜即可。

功效：这款菜不仅下饭，而且散寒暖身功效显著，十分适合体寒的女性朋友食用。

土豆炖牛肉

原料
牛肉300克，土豆200克

调料
葱段、姜片（去皮）、花椒、八角、植物油、料酒、盐各适量

做法

❶ 牛肉洗净，切成块，汆水备用；土豆去皮、洗净，切成小块，用清水浸泡备用。

❷ 锅中加植物油烧热，下葱段、姜片爆香，下牛肉炒去表面水分，加适量清水及料酒、花椒、八角，大火煮沸后改小火慢炖。

❸ 至牛肉八成熟时，放入土豆块，炖至牛肉熟烂，加少许盐调味即可。

功效：土豆性平，可健脾和胃。这款土豆炖牛肉，深受人们的青睐，尤其适合虚劳体寒者食用。

党参牛肉汤

原料
牛肉300克，党参15克，枸杞子10克

调料
胡椒粉、盐各适量

做法

❶ 牛肉洗净，切成片；党参洗净，切成段；枸杞子洗净。

❷ 炖盅中加适量清水，放入牛肉、党参，大火煮沸后改小火炖1小时。

❸ 放入枸杞子，继续炖10～15分钟，加适量胡椒粉、盐调味即可。

功效：这款牛肉汤清香鲜美、肉质细嫩，具有益气补血、养肾强身的功效。

鸡肉 | "济世良药",暖身补虚

性味归经: 性微温,味甘;入脾、胃经

推荐食用量: 每人每天200克

【推荐理由】

鸡肉被誉为"济世良药",可温中益气、补虚填髓,对营养不良、畏寒怕冷、倦怠乏力、月经不调等有良好的食疗作用。营养学家指出,鸡肉蛋白质含量高(富含优质蛋白)、脂肪含量低(含有较多不饱和脂肪酸),是宜常吃的健康肉类。

【不宜人群】

❶ 鸡肉温补助火,阴虚内热、痰湿偏重、口腔糜烂、皮肤疖肿、大便秘结者忌食。

❷ 感冒伴有头痛、乏力、发热的人忌食。

【食用注意】

❶ 要使鸡肉吃起来更鲜嫩,可以在腌制的时候加少许生粉,还可以将腌好的鸡肉在热油锅里滑一下。

❷ 鸡屁股是淋巴结集中的地方,含有多种病毒、致癌物质,因此不要食用。

❸ 做鸡汤时先把鸡肉焯一下，冷水下锅，水开后撇掉浮沫，这样不仅能去除生腥味，炖出来的鸡汤也会清澈许多。

【选购窍门】

看外观：新鲜鸡肉呈干净的粉红色、有光泽，皮呈米色、有张力，毛囊突出，肉质紧密。

用手摸：表面微干、不沾手，用手指按压的凹陷可以立刻恢复，说明是新鲜鸡肉。

闻气味：具有新鲜鸡肉的正常气味，有臭味或其他异味则是变质或经过处理的劣质鸡肉。

【搭配宜忌】

鸡肉+板栗　√　暖身补虚

鸡肉+红枣　√　益气补血

鸡肉+核桃　√　祛寒暖身

鸡肉+红薯　×　导致腹痛

暖养小贴士　鸡汤是常见的滋补汤品，可以调养身体、抵抗疲劳、增强免疫力，尤其适合营养不良、病后虚弱、体寒怕冷的女性朋友食用。

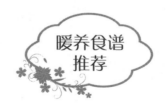

暖养食谱推荐

青椒鸡丁

原料

鸡腿肉300克，鸡蛋清2个，青椒100克

调料

姜丝、水淀粉、胡椒粉、植物油、香油、料酒、盐各适量

做法

① 将鸡腿肉洗净，切成丁，盛入碗中，加鸡蛋清、胡椒粉、料酒、盐拌匀、腌制；青椒去蒂、去籽，洗净后切成丁。

② 锅中加植物油烧热，下姜丝爆香，下青椒丁翻炒，下鸡丁继续翻炒。

③ 加少许清水，至鸡丁熟后加盐调味，用水淀粉勾芡，出锅淋少许香油即可。

功效：鸡肉可暖身补虚，青椒可温中散寒，两者搭配不仅营养丰富，吃后身体也暖暖的。

柠檬煨仔鸡

原料

仔鸡500克，柠檬1个

调料

姜片、植物油、香油、白糖、盐各适量

做法

① 仔鸡处理干净，剁成6厘米长、3厘米厚的小块；将鸡块倒入沸水中汆烫，捞出用温水洗净，沥干水分。

第三章
食养，向食物要温度

❷ 柠檬洗净，切片、切丁，放入榨汁机中，加少许清水榨汁，过滤备用。

❸ 锅入植物油烧热，下姜片爆香，倒入鸡块煎至金黄色，盛出控油。

❹ 锅中加适量清水，放入柠檬汁、白糖、盐，用小火煨半小时，出锅前淋少许香油即可。

功效：柠檬富含钾、维生素C等营养，配以富含蛋白质的鸡肉，很容易被人体吸收利用，有增强体力、强壮身体的作用。

清炖红枣鸡汤

原料
鸡肉500克，红枣10粒

调料
姜片（去皮）、葱段、胡椒粉、盐各适量

做法

❶ 鸡肉洗净，剁成块，焯水备用；红枣洗净。

❷ 锅中加适量清水，放入鸡块、红枣、姜片、葱段，大火煮沸后改小火慢炖。

❸ 约1小时，至鸡肉熟烂，加适量胡椒粉、盐调味即可。

功效：这款鸡汤深受女性朋友欢迎，有不错的益气补血、暖身补虚的作用。

鳝鱼 | 补虚强筋，体不寒

性味归经：性温，味甘；入脾、肝、肾经
推荐食用量：每人每天100克

【推荐理由】

鳝鱼肉质鲜美，不仅是席上佳肴，而且全身均可入药。鳝鱼温补，可补气养血、滋补肝肾，特别适合气血不足、身体虚寒的女性朋友食用。营养学家也指出，鳝鱼营养全面，不仅富含优质蛋白，且矿物质含量丰富（如每100克鳝鱼含钾263毫克、钙42毫克、硒34.56微克）。

【不宜人群】

❶ 鳝鱼性温，有良好的滋补作用，阴虚内热者忌食。

❷ 鳝鱼属于发物，皮肤瘙痒者忌食。

❸ 患有慢性疾病者最好不要吃鳝鱼，以免导致疾病复发。

【食用注意】

❶ 鳝鱼的血液有毒，误食会对人的口腔、消化道黏膜产生刺激作用，严重的会损害神经系统。

❷ 有人爱吃生嫩的酱爆鳝鱼片，殊不知鳝鱼肉中常寄生颚口线虫，这种寄生虫会随着半生不熟的鳝鱼肉进入人体。

第三章
食养，向食物要温度

【选购窍门】

优质鳝鱼：鲜活，体表呈黄褐色，表皮光滑，黏液丰富、无脱落；鳝体硬朗，游动活泼，大小均匀，肉质有弹性，闻起来有鳝鱼独特的膻味。

劣质鳝鱼：体表呈灰白色，表皮有破裂，肉质粗糙，血水鲜红，血块散开不凝结，有臭味等异常气味。死鳝鱼不要买，过大的鳝鱼也不要选。

【搭配宜忌】

　　　　　　　鳝鱼 + 大蒜　　√　温补散寒
　　　　　　　鳝鱼 + 青椒　　√　温阳活血
　　　　　　　鳝鱼 + 洋葱　　√　开胃祛寒
　　　　　　　鳝鱼 + 银杏　　×　食物中毒

暖养小贴士：鳝鱼最好现杀现烹，因为鳝鱼死后体内的组氨酸会分解产生组胺，组胺多的话，食用后易导致食物中毒。

体不寒，病不找
一辈子做个暖女人

暖养食谱推荐

洋葱炒鳝片

原料

鳝鱼300克，洋葱100克，鸡蛋清1个

调料

香菜段、姜末、蒜末、淀粉、植物油、酱油、料酒、盐各适量

做法

❶ 将鳝鱼处理干净，切成片，加鸡蛋清、盐、淀粉拌匀腌制；洋葱去皮、洗净，切成片。

❷ 锅中加植物油烧热，下姜末、蒜末爆香，下鳝鱼片煸炒，放入洋葱片继续煸炒，加少许清水，用酱油、料酒、盐调味。

❸ 至所有食材熟时，用淀粉加水勾芡，点缀香菜段即可。

功效：这款菜做法简单，鳝片滑嫩油亮，加了洋葱后，口味鲜香且带有一丝甜味，可开胃下饭，补益效果强。

红烧鳝鱼段

原料

鳝鱼500克，大蒜50克

调料

水淀粉、胡椒粉、姜片、葱段、植物油、香油、酱油、料酒、盐各适量

做法

❶ 将鳝鱼处理干净，切成段，放入沸水中焯一下，捞出沥水；大蒜去

第三章
食养，向食物要温度

皮，洗净。

❷ 锅中加植物油烧热，下大蒜爆香，再放入姜片、葱段稍炒，放入鳝鱼段继续煸炒，烹入料酒，加适量清水、酱油、盐，大火烧沸后改成小火。

❸ 至鳝鱼肉熟，用水淀粉勾芡，撒上胡椒粉，淋上香油即可。

功效：这款菜色香味俱全，能够补虚养身、益气补血。

鳝鱼豆腐汤

原料
鳝鱼300克，豆腐200克

调料
姜片、蒜片、胡椒粉、植物油、料酒、盐各适量

做法

❶ 将鳝鱼处理干净，切成小段，入沸水中焯一下；豆腐切成小块，放入冷水锅中煮开，可去除豆腥味，还能使豆腐不易破碎，捞出沥水。

❷ 锅中加植物油烧热，下姜片、蒜片爆香，下鳝鱼翻炒，烹入料酒，加入适量清水，加盖煮至汤色变白。

❸ 加入豆腐块，继续煮沸，加少许盐调味，撒上胡椒粉即可。

功效：这款汤味道鲜美、营养丰富，是女性温补的好选择。

带鱼 | 暖胃,补虚,泽肤

性味归经:性平,味甘;入胃经
推荐食用量:每人每天100克

【推荐理由】

带鱼是我们常吃的海鱼,肉质鲜嫩肥美,《随息居饮食谱》记载,带鱼"暖胃,补虚,泽肤",十分适合脾胃虚弱、体寒怕冷及爱美的女性朋友食用。现代研究则发现,带鱼中含有较多的不饱和脂肪酸,可以增强皮肤的抗氧化能力,帮助皮肤锁住水分,保持滋润光洁。

【不宜人群】

❶ 带鱼属于发物,患有疥疮、湿疹等皮肤病或皮肤过敏者忌食。

❷ 带鱼中含有大量嘌呤类物质,痛风患者忌食。

❸ 带鱼中含有二十碳五烯酸,可抑制血小板凝集,出血性疾病患者忌食。

【食用注意】

❶ 清洗带鱼时,要注意保护银鳞,用清水冲洗,避免过度刮拭表面。

❷ 带鱼腹腔内壁的黑皮和贴近脊骨的一段黑色物质都要去除干净,不

然吃起来会很腥。

❸带鱼有腥味,不太适合清蒸,以红烧、油炸或糖醋为佳。

【选购窍门】

看鱼体:应挑选鱼体呈灰白色或银灰色的,不要挑选黄色的,因为鱼体为黄色的话,说明保存时间太长,已经不新鲜了。

看鱼肚:几乎所有的鱼都是先从肚子开始腐烂的,因此如果带鱼的肚子有破损或变软,不要挑选。

闻味道:如果带鱼闻上去有强烈的腥味或伴有臭味,则不宜购买。

【搭配宜忌】

　　　　　带鱼+胡椒　√　散寒暖身
　　　　　带鱼+香菇　√　扶正补虚
　　　　　带鱼+木瓜　√　和胃补虚
　　　　　带鱼+山楂　×　腹胀腹痛

杀鱼刮鳞,似乎是约定俗成的做法,其实带鱼的鱼鳞是可以食用的,并且含有多种对人体有益的成分。带鱼的银鳞怕热,在75℃的水中便会溶化,所以清洗带鱼时水温不宜过高。

体不寒，病不找
一辈子做个暖女人

暖养食谱推荐

胡椒带鱼

原料
带鱼300克

调料
面粉、胡椒粉、植物油、料酒、盐各适量

做法

❶ 将带鱼处理干净，加适量料酒、盐拌匀、腌制。

❷ 将腌的带鱼沥干水分，均匀地裹上面粉。

❸ 锅中加植物油烧热，下带鱼小火煎至两面金黄，盛盘后撒上胡椒粉即可。

功效：这款菜色泽金黄、外酥里嫩，有不错的暖养功效。

红烧带鱼

原料
带鱼300克

调料
葱花、姜末、蒜末、水淀粉、植物油、酱油、醋、料酒、白糖、盐各适量

做法

❶ 带鱼处理干净，切成段，入热油锅炸至两面呈金黄色，捞出沥油。

❷ 锅留底油烧热，下葱花、姜末、蒜末爆香，加适量清水，放入适量酱油、醋、料酒、白糖、盐。

❸ 放入带鱼，大火煮沸，改小火慢烧；待带鱼熟透入味，用水淀粉勾芡即可。

功效：葱、姜、蒜能除掉带鱼的腥味和油腻感，且增强带鱼的暖养作用。

第三章
食养,向食物要温度

香菇烧带鱼

原料

带鱼300克,香菇200克

调料

葱段、姜片、植物油、料酒、酱油、盐各适量

做法

❶ 将带鱼处理干净,切成段,加料酒、酱油、盐拌匀,腌制;香菇洗净,切成片。

❷ 锅中加植物油烧热,下带鱼煎至两面金黄,盛出备用。

❸ 锅中留底油烧热,下葱段、姜片爆香,下香菇片翻炒,下带鱼回锅,加少许清水烧至入味,加少许盐调味,用大火收汁即可。

功效:这款菜鲜香味美,有健脾开胃、扶正补虚、润肤通便的功效。

木瓜炖带鱼

原料

带鱼300克,木瓜200克

调料

葱段、姜片、料酒、醋、酱油、盐各适量

做法

❶ 将带鱼处理干净,切成段;木瓜洗净,去皮、去核,切成块。

❷ 锅中加适量清水,放入带鱼、木瓜、葱段、姜片、料酒、醋、酱油,大火烧沸后改小火慢炖。

❸ 至带鱼熟后,加少许盐调味即可。

功效:木瓜有舒筋通络、健胃消食的功效,很适合和暖胃补虚的带鱼搭配食用。

虾 | 温补肾阳的好选择

性味归经：性温，味甘；入肝、肾经

推荐食用量：每人每天100克

【推荐理由】

肾阳虚女性会出现畏寒怕冷、四肢冰凉、面色苍白、神疲乏力、腰膝酸痛、记忆力减退、白带清稀量多等问题，治疗上以温补肾阳为主。虾的肉质鲜美，是公认的补肾佳品。另外，虾肉含钙量较高，是女性预防骨质疏松症的好选择。

【不宜人群】

① 虾性温，阴虚内热者不宜多食。

② 哮喘者忌吃虾，否则会刺激气管导致痉挛。

③ 虾属于发物，皮肤瘙痒者忌食。

④ 每100克虾含胆固醇240毫克，动脉硬化、高胆固醇血症者忌食。

⑤ 甲状腺功能亢进、痛风、高尿酸血症患者忌食。

【食用注意】

① 虾线中有虾未排泄完的废物，吃到口中有泥腥味，烹饪前要仔细清理。

第三章
食养,向食物要温度

❷ 烹调虾时,不要放味精或鸡精,否则会掩盖虾本身的鲜味;可适当放点料酒,有助于杀菌去腥。

【选购窍门】

看外形:新鲜的虾头尾与身体紧密相连,虾身有一定的弯曲度。
看色泽:新鲜的虾皮壳发亮,河虾呈绿色,海虾呈青白色(雌虾)或淡黄色(雄虾);不新鲜的虾皮壳发暗,略带红色或灰紫色。
看肉质:新鲜的虾肉质紧实、细嫩,有弹性。
闻气味:新鲜的虾气味正常,有腥臭味或其他异味不要购买。

【搭配宜忌】

虾+大蒜　√　温补肾阳
虾+香菜　√　健脾益气
虾+鸡蛋　√　营养丰富
虾+浓茶　×　妨碍消化

烹调虾之前,可先用泡桂皮的沸水把虾冲烫一下,滋味更鲜美;从虾的背部把壳剪开,这样虾更易入味;烹饪时间不要太长,虾变色、熟透即可,否则会影响口感。

> 体不寒，病不找
> 一辈子做个暖女人

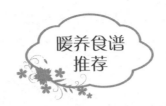

鲜虾粥

原料
虾200克，粳米100克

调料
葱花、姜丝、胡椒粉、盐各适量

做法

① 虾去虾线、足、须，洗净后沥水，加胡椒粉、盐拌匀腌制；粳米淘洗干净。

② 锅中加适量清水，放入粳米，大火煮沸后改小火煮粥。

③ 粥七成熟时，放入虾肉、姜丝，继续煮至粥熟，加少许盐调味，出锅前撒上葱花即可。

功效：这是一款家常粥，吃起来既暖身，又较好地发挥了虾的温补功效。

油焖大虾

原料
虾12只

调料
葱段、姜片、番茄酱、植物油、酱油、料酒、白糖各适量

做法

① 虾去虾线、足、须，洗净后沥水。

② 锅中加植物油烧热，下葱段、姜片爆香，拣出葱、姜。

③ 放入处理好的虾，煎至两面变红，烹入料酒、酱油，加少许糖，再加入番茄酱及少许清水，加盖用小火焖至汤汁变浓，大火收汁即可。

功效：这是虾的经典做法，虾的色泽浅红油亮，让人食欲大开，还能温补肾阳、改善体寒。

第三章
食养,向食物要温度

芙蓉虾

原料
虾8只,鸡蛋2个

调料
面包糠、面粉、植物油、盐各适量

做法

❶ 虾去头去壳,去掉虾线,留下尾巴,用刀将肚子划开,洗净沥水,加少许盐腌制;鸡蛋打散,加少许盐搅拌均匀。

❷ 将处理好的虾拍上面粉,挂上蛋液,裹上面包糠。

❸ 锅中加植物油烧热,放入虾炸至两面金黄即可。

功效:这款芙蓉虾香酥肉嫩,有较好的温补作用。

荔枝虾球

原料
虾12只,荔枝12粒,鸡蛋清1个

调料
姜末、水淀粉、植物油、料酒、盐各适量

做法

❶ 虾去虾线、足、须,洗净沥水,用适量料酒、盐、鸡蛋清拌匀、上浆,腌10分钟。

❷ 荔枝去壳、去核,将虾身卷曲放入荔枝内,做成荔枝虾球。

❸ 锅中加植物油烧热,下姜末爆香,将虾身朝下放入锅中稍煎,加少许清水焖一会儿。

❹ 煮至虾身变色,最后用水淀粉收汁即可。

功效:这款菜既保持了虾的鲜美嫩滑,也保留了荔枝的酸甜爽口,很适合女性朋友暖养食用。

淡菜 | 补肝益肾的海中贻贝

性味归经：性温，味甘、咸；入肝、肾经
推荐食用量：每人每天50克

【推荐理由】

对于淡菜，很多人不熟悉，其实它就是我们通常说的贻贝，属于海鲜。《本草汇言》记载，淡菜为"补虚养肾之药"。淡菜性温，能滋补肝肾、益血填精，尤其适合身体虚弱、眩晕、腰痛的女性朋友食用。

【不宜人群】

❶ 淡菜性温，阴虚内热者忌食。
❷ 淡菜属于发物，皮肤瘙痒、红肿者忌食。
❸ 吃海鲜过敏的人不宜吃淡菜，以免诱发过敏症状。

【食用注意】

❶ 烹饪淡菜时，一定要清洗干净，除了外壳，肉中的细沙也一定要清理。
❷ 淡菜中含有细菌，高温可以将其杀灭，因此需要高温煮熟后再食用。

第三章
食养，向食物要温度

【选购窍门】

看色泽：优质淡菜呈橘红色、杏黄色或黄色，有自然光泽；劣质淡菜呈黄褐色，色泽暗淡。

看外形：优质淡菜体形饱满，肉质紧密厚实；劣质淡菜体形较瘦，肉质不厚。

闻气味：优质淡菜有海鲜的自然腥味；劣质淡菜有臭味、酸味或其他异味。

尝味道：优质淡菜鲜咸适口；劣质淡菜鲜味不足，口感较差。

【搭配宜忌】

淡菜＋大蒜　√　杀菌祛寒

淡菜＋山药　√　滋补五脏

淡菜＋韭菜　√　益精助阳

淡菜＋啤酒　×　尿酸过多

暖养小贴士　吃淡菜时若饮用大量啤酒，会产生过多的尿酸，易诱发痛风；而且，尿酸过多，会沉积在关节或软组织中，容易引发关节和软组织发炎。

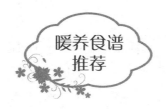

白灼淡菜

原料

淡菜300克

调料

葱段、姜片、黄酒各适量

做法

❶ 将淡菜用清水反复刷洗几遍,直到没有泥沙为止。

❷ 锅中加适量清水(没过淡菜),放入淡菜大火烧煮。

❸ 煮沸后,放入葱段、姜片、黄酒,煮5~10分钟即可。

功效:这是淡菜的简单吃法,能较好地保留淡菜的咸鲜味道,有良好的滋补肝肾的作用。

蒜香淡菜

原料

淡菜肉200克,大蒜1瓣

调料

姜丝、植物油、酱油、料酒、盐各适量

做法

❶ 淡菜肉洗净,入沸水中煮熟,捞出沥水;大蒜去皮、洗净,切成粒。

❷ 锅中加植物油烧热,下姜、蒜爆香,下淡菜煸炒。

❸ 加少许清水,烹入料酒,用酱油上色,继续翻炒至淡菜熟,加少许盐调味即可。

功效:蒜和淡菜是绝佳搭配,不仅能除腥杀菌,还能增强彼此的暖养功效。

第三章
食养，向食物要温度

韭菜炒淡菜

原料
淡菜肉200克，韭菜150克

调料
植物油、盐各适量

做法

❶ 淡菜肉洗净，入沸水中煮熟，捞出沥水；韭菜洗净，切成段。

❷ 锅中加植物油烧热，下韭菜稍炒，下淡菜肉继续煸炒。

❸ 加少许盐调味，出锅装盘即可。

功效：韭菜和淡菜都具有良好的益精补血、养肾助阳的功效，非常适合体寒的女性朋友食用。

淡菜山药汤

原料
淡菜肉150克，山药200克

调料
葱段、姜片、胡椒粉、植物油、料酒、盐各适量

做法

❶ 淡菜肉洗净，入沸水中汆烫，捞出沥水；山药去皮、洗净，切成条。

❷ 锅中加植物油烧热，下葱、姜爆香，下淡菜翻炒2分钟。

❸ 锅中加入沸水、料酒，煮沸后放入山药，再次煮沸后改小火煲20分钟，加少许盐调味，出锅前撒适量胡椒粉即可。

功效：淡菜、山药都是暖养的好食材，两者搭配具有益气养血、滋补五脏的功效。

专家在线：应该知道的食养细节

🍀 体寒女性不宜吃的8种食物

女性体寒的话，应尽量避免食用生冷（如冷饮、冰激凌）、寒凉的食物，否则会加重体寒症状，甚至诱发疾病。以下8种常见食物，建议体寒女性不要吃。

西瓜

西瓜味甜爽口，是清热解暑的佳果。不过，西瓜又叫寒瓜，是典型的寒性水果，肠胃不好的人吃后易腹泻、胃痛，体寒女性更应忌食。

柿子

柿子性寒，可清热、润肺，但体寒的女性忌食。另外，柿子中的单宁易与食物中的铁结合，妨碍人体对铁的吸收，因此患有贫血的女性也忌食。

苦瓜

苦瓜性寒，夏季食用可清暑涤热、明目解毒，但并非适合所有人。《滇南本草》记载："脾胃虚寒者，食之令人吐泻腹痛。"

番茄

番茄酸甜爽口，可以生食、炒食、煮食，深受许多女性朋友的欢迎。不过，番茄性微寒，肠胃不好、体寒怕冷者宜少吃或不吃。

绿豆

绿豆性凉，四肢冰冷、腰腿冷痛的体寒女性忌食。另外，肠胃功能不佳者因难以分解吸收绿豆中的蛋白质，容易造成消化不良。

薏苡仁

薏苡仁有润肤、美白的功效，被不少女性视为"养颜圣品"。但薏苡仁性凉，体寒的女性食用后易加重身体虚冷。

第三章
食养，向食物要温度

菊花

菊花茶清新淡雅，受到许多女性的欢迎。不过，菊花性微寒，体寒的人不宜饮用，尤其是那些在夏季依旧手脚冰凉的女性，一定要远离菊花。

决明子

决明子有清热明目、润肠通便的功效，是许多女性的泡茶优选。不过，决明子性微寒，体寒女性忌饮，否则会加重虚寒症状。

体寒女性应留意的食养细节

早餐要吃好

有些人贪睡赖床，经常不吃早餐。殊不知，经过一夜的消耗，人体的能量已经不足，此时急需食物补充。如果养成不吃早餐的坏习惯，不仅会使身体愈加感觉不温暖，而且会影响身体的正常功能，出现精神萎靡、反应迟钝等问题。

进食要适量

《黄帝内经》云："饮食自倍，肠胃乃伤。"经常饮食过量，会对肠胃造成损伤，从而导致气血亏少，易引发或加重体寒。另外，饮食过量是诱发肥胖的重要原因，因此，建议每餐只吃七分饱。

水果要选对

水果因可口与营养兼备，深受女性朋友的青睐。不过，很多人没有意识到，有不少常见水果属性寒凉，体寒的女性宜少吃或不吃。女人暖养，平和、温热类的水果才适宜。

水果性质一览

性　　质	具体包括
平和类	苹果、葡萄、李子、梅子、柠檬、菠萝、椰子、枇杷、无花果等
温热类	樱桃、荔枝、桃子、杏子、石榴、山楂、木瓜、榴梿、枣、桂圆等
寒凉类	西瓜、香瓜、梨、香蕉、草莓、芒果、橙子、柚子、猕猴桃、柿子、哈密瓜、荸荠、火龙果等

喝水要讲究

我们常说"每天晨起空腹喝一杯水",因为这杯水能清肠胃、排毒素。虽然这样做的确有益处,但却不适合脾胃虚寒、消化功能不佳的人。早晨,人体阳气生发,而"晨起一杯水"对体寒的人来说会阻碍阳气的生发,喝水过多或喝凉水都对健康不利。因此,少量喝一些温热的水即可。

❀ 体寒女性不可错过的4款花草茶

忙碌间隙、闲暇时刻,来一杯暖暖的花草茶,能使女性朋友放松。以下几款花草茶,是暖养的好选择。

玫瑰红枣茶

原料
干玫瑰花5朵,红枣5粒

调料
无

做法

❶ 将干玫瑰花、红枣一起放入杯中,用沸水冲泡。

❷ 加盖闷5~10分钟,代茶饮用即可。

功效:玫瑰花可行气解郁、和血止痛,与红枣搭配则暖养效果更佳。

桂花红茶

原料
桂花5克,红茶3克

调料
红糖适量

做法

❶ 将桂花、红茶及少许红糖一起放入杯中,用沸水冲泡。

❷ 加盖闷10分钟,趁热饮用即可。

功效:桂花可散寒破结、化痰止咳。这款茶既不失红茶的醇爽,还带有浓郁的桂花香。

第三章
食养,向食物要温度

茉莉枸杞子茶

原料　茉莉5克,枸杞子8粒

调料　无

做法

❶ 将茉莉、枸杞子一起放入杯中,用沸水冲泡。

❷ 加盖闷10分钟,趁热饮用即可。

功效:茉莉可理气开郁、辟秽和中。茉莉和枸杞子是花草茶的常见搭配组合,很适合体寒的女性饮用。

红花散寒茶

原料　红花5克,红枣3粒,枸杞子6粒

调料　无

做法

❶ 红花用干净纱布包裹,制成茶袋。

❷ 将红花茶袋、红枣、枸杞子一起放入杯中,用沸水冲泡。

❸ 加盖闷10分钟,代茶饮用即可。

功效:红花可活血通经、散瘀止痛。这款茶不仅对体寒者有益,还能防治气滞血瘀。

第四章

动养，向运动要温度

中医认为"动则生阳"，即当我们运动的时候，会感觉到身体慢慢地暖和起来。当达到一定运动强度的时候，身体就会出汗，其实这是身体里的阳气变得旺盛的表现。女性朋友经常运动，可有效促进全身气血畅通，使身体变得暖暖的。

暖身运动，首推有氧运动

简单来说，有氧运动是指能增加体内氧气的吸入、运送及利用的耐久性运动，特点是运动强度低、有节奏、持续时间较长。有氧运动十分适合女性朋友，能快速促进全身气血流通，是预防和改善体寒的首选运动方式。

笔者推荐的暖身有氧运动有：快走、慢跑、骑自行车、登山、跳绳、跳舞、做韵律操、打羽毛球等。那么，我们该如何做好有氧运动呢？

❀ 运动强度：接近而不超过靶心率

靶心率是健身者在运动过程中所应保持的心率。计算公式：年轻人，（220-年龄）×85%；中年人，（220-年龄）×70%；老年人，（220-年龄）×60%。一位20岁的女士，她的靶心率应为（220-20）×85%=170次/分钟。她在运动的时候，可以有意数一下脉搏，心率控制在每分钟170次以下，运动强度就是合适的。当然，如果运动时的心率离靶心率太远，就说明还没有达到合理的运动强度。

> **暖养小贴士**
>
> 自我感觉也是衡量运动强度的重要指标：轻度呼吸急促、感到心跳加快、全身微热、面色微红、稍稍出汗，这表明运动适量；有明显心慌、气短、心口发热、头晕、大汗、疲惫不堪等表现，这表明运动过量。

第四章
动养，向运动要温度

♣ 运动时间：16至17点

生活中，许多人选择在清晨或傍晚运动，但这两个时间段并非锻炼的黄金时间。运动专家指出，运动的黄金时间为16至17点。一般来说，这个时间段阳光充足、温度适宜，人体体温和肌肉力量都达到了峰值，很容易进入运动状态；并且人的反应快、动作敏捷，运动中发生危险的可能性较低。

♣ 运动频率："一三五"

坚持有氧运动有个简单的"一三五"原则："一"是每天至少运动1次；"三"是每天运动不少于30分钟，最好1次完成，也可分解为2～3次；"五"是每周建议运动5次。当然，这也不是绝对的，具体运动频率应根据个人的身体情况来定。

> **暖养小贴士**
> 运动需要循序渐进。运动强度应从低强度向中等强度逐渐过渡，持续时间应逐渐加长、运动次数逐渐增多。对于身体虚弱或患有某些疾病的女性朋友来说，建议至少每年做一次全面体检，并在医生的指导下进行科学锻炼。

需要提醒大家的是，做有氧运动最好不要只选择单一项目，几种运动轮流或结合着做能收到更好的暖养锻炼效果。下面推荐几款非常适合女性朋友的有氧运动。

♣ 快步走，手脚不凉、心肺强

笔者常听到女性朋友抱怨："平时工作太忙，几乎没有时间运动。"其实，上下班的路上就能运动。比如，家或单位离车站有一定距离，上下班的时候就可以进行快步走锻炼，起到补充阳气、锻炼心肺的作用。

女性朋友在快步走时，要特别注意以下几点。

姿势正确

抬头挺胸，展开双肩，让肩与臀在同一条与地面垂直的线上。若臀部靠后，会增加脊柱和腰部的负担。自然摆臂，注意臂不要摆到肩上。步伐适中（步伐不要太大，以防扭伤腰，建议以髋关节为中心大幅移动脚步），每一步脚跟先着地，再往前踩，直到脚尖着地。

速度适宜

快步走的速度一般为每分钟120～140步，强度以身体微热出汗、神清气爽为佳。每次锻炼最好能持续30分钟，可以一次走完，也可以根据个人体质累计完成。

暖养小贴士：快步走时因速度比平常走路快，步距也较大，脚踏在地上会产生较强的反作用力，因此应穿能避震且包裹性佳、稳定性好的鞋，如有气垫的运动鞋。

❀ 慢跑，改善呼吸、顺畅气血

俗话说："要想身体好，每天练慢跑。"慢跑可以让全身肌肉、骨骼、经络动起来，有助于改善呼吸、顺畅气血、调节脏腑功能。慢跑与快步走的作用差不多，但强度要大于快步走，且更能刺激、按摩脚底穴位。

那么，女性朋友慢跑时该注意什么呢？

速度适宜

慢跑的速度应根据靶心率来调整。

步幅宜小

如果跑步时步幅过大，势必增加肌肉的用力强度，不仅容易疲劳，而且不利于长时间坚持。因此,慢跑时步幅宜小,但动作要均衡。

不要过量

无论哪种运动,一旦过量就易对身体造成危害。建议每次慢跑持续时间为30分钟(身体虚弱的女性朋友可分段进行),一周慢跑2～3小时即可。

下坡小心

不要以为下坡时跑步更省力,这样做反而会对膝盖造成较大冲击,所以慢跑时宜选择平坦的地面,尽量不要跑下坡路。如果遇见下坡路,请减慢速度、步幅变小。

不在硬地上跑

坚硬的地面弹性较差,在这样的地面上跑步会增加下肢关节的负荷,容易造成运动损伤。因此,不要在水泥路、柏油路上跑步,应选择泥土地、草地或塑胶跑道。

有个适应过程

对于平时缺乏锻炼的女性朋友来说,不要一开始就要求自己必须慢跑半小时,建议从每天散步半小时开始,第二周改为快步走半小时,第三周再尝试慢跑。

体重过大者不宜进行跑跳锻炼,否则会增加关节负担,跑步时易损伤膝盖。因此,建议体重过大的女性朋友锻炼时用快步走代替慢跑。

骑行,绿色出行、暖身减压

骑自行车既环保又健康,是非常好的暖养运动方式。女性朋友经常骑自行车锻炼,不仅能有效促进全身气血运行、减肥塑身;而且骑自行车时两腿交替蹬踏可使左、右侧大脑功能同时得到开发，有一定的健脑益智作用。另外，在户外骑行时，沿途可以欣赏美丽的风景，或者与志同道合的朋友结伴而行，这些都是减轻压力的好方法。

不过，女性朋友骑行也是有讲究的。

姿势正确

骑行时双肩放松，让肩膀自然下垂，保证肩膀有最大的灵活度，上身稍前倾，双肘微弯曲。蹬车时，前脚掌用力，身体保持平衡不摇晃。遇到上坡或逆风时，身体前倾；下坡或顺风时，身体正直。呼吸与车速配合，采用腹式呼吸。

车座合适

自行车的车座不能过高。如果车座过高，而骑车人的个子较矮，不仅骑行时动作不协调，而且会使会阴与车座不断摩擦而引发不适。车座合适的高度：当脚蹬到最低点时，腿可以不费劲地伸直。这样的话，骑行时膝盖需要改变的角度较小，可以有效避免膝盖损伤；腿能自然伸直，可以减轻腿部肌肉的紧张程度，有利于持续锻炼。

中等速度

建议以中等速度骑行较好，一般为15千米/小时，每次骑行宜持续30分钟以上。对于刚开始骑行的女性朋友来说，宜先慢后快。也可以进行变速骑行，即以中等速度骑2分钟，再以稍快的速度骑2分钟，如此循环锻炼，可提升骑行者的有氧适应能力。

女性经期骑车，无论提前做何种防护，都会加重会阴充血甚至创伤，为细菌侵入尿路提供了可乘之机。因此，女性经期不要骑行。

第四章
动养，向运动要温度

❀ 登山，亲近自然、愉悦身心

登山是一项较好的暖身、瘦身运动，对心肺也有益处。另外，登山使人有回归自然、亲近自然的感觉，可转移日常生活和工作中的精神压力，有利于愉悦身心，使人变得开朗、活泼。

那么，女性朋友登山时要特别注意些什么呢？

准备活动

开始登山前需要做一些热身活动，这往往被很多人忽略，结果导致崴脚或扭伤。登山前要用10～15分钟做一些伸展运动，放松全身肌肉、活动关节、拉伸韧带。

上、下山姿势

上山时，上半身放松并前倾，两膝自然弯曲，两臂配合两腿动作协调用力；爬坡时，两脚迈步可以有点外"八"字。

下山时，上半身正直或稍微后仰，两膝微弯，脚跟先着地，两臂摆动的幅度相对较小；坡度较陡时，可以侧身走"之"字形，重心略靠后。

速度与节奏

运动专家提醒："上山不要急，下山需放松，平路可快行。"尤其对于上山来说，如果一开始就迈大步前进，结果没爬多久就大汗淋漓、气喘吁吁，这样很难持久。另外，不一定非要登上山顶，只要达到个人满意的运动强度即可。

如果登山时脚踝扭伤，究竟该冷敷还是热敷呢？脚踝扭伤后的急救原则是：制动（抬高伤处，促进血液回流）、冷敷（立即用冷毛巾敷患处，使血管收缩，减轻局部充血，起到较好的止血、消肿、镇痛作用）、热敷（扭伤超过24小时，热敷可改善血液循环，促进淤血消散）。

深蹲，练出翘臀、赶跑体寒

俗话说："不深蹲，无翘臀。"深蹲锻炼对女性塑造体形十分有益。另外，深蹲锻炼还是暖身的好选择。对此，运动专家分析："下蹲时，身体重量下压，加速下肢的静脉血流向心脏；起来后，身体重量对下肢的挤压解除，从心脏泵出的血液加速流入下肢。循环下蹲、起立的话，可有效促进全身血液循环，让身体变得暖暖的。"

动作要领

1. 自然站立，双脚打开与肩同宽，脚尖展开朝外约30度，上身保持挺直，头部中立。（这是动作开始时的姿势，也是结束时的姿势。）

2. 缓慢下蹲身体，膝关节始终朝着脚尖方向，不内扣、不外撇，但膝盖不要超过脚尖，头始终在中立位，眼睛看着前方，背部挺直收紧。

3. 在身体下蹲的同时，双臂随着下蹲动作抬起，与双肩保持在同一水平面，尽量向前方用力伸直。

4. 尽力下蹲至大腿与地面平行时（如果有难度，70~80度即可），再腿部用力站起来，恢复到开始时的姿势。以20~30次为1组，重复3~5组。

错误动作

膝内扣 ×

下蹲时要避免膝内扣，否则会增加膝盖韧带、半月板损伤的风险。

第四章
动养，向运动要温度

不够"深" ×

如果蹲得不够"深"，必然运动强度不足，对臀大肌刺激不够，很难练出翘臀。

弯腰弓背 ×

整个动作过程中都要避免弯腰弓背，否则会增加下背部损伤的风险。

其实，深蹲是以下3个动作的复合动作：膝盖弯曲—双腿伸直，直背俯身—直背挺身，臀部后移—挺胯。上述3个动作要完全同步，不能先屈膝再俯身，也不能先俯身再屈膝。

原地跳跃，锻炼下肢、燃烧脂肪

♣ 原地跳跃

经常进行原地跳跃运动，不仅能有效锻炼下肢肌肉，促进全身气血运行，还能使身体得到难得的保健性按摩，能有效温暖身体、减肥塑身、增强体质。那么，原地跳跃该注意什么呢？

1. 一定要穿一双合脚的运动鞋，衣着舒适、保暖。

2. 要选择松软的地面进行锻炼，如沙地、草地、泥土地。锻炼前热身，锻炼后注意按摩腿部。

3. 做原地跳跃时，身体自然直立，两臂自然下垂于身体两侧。跳跃时双脚的脚后跟离地，身体上升，下落时两膝微弯（起一定的缓冲作用），脚后跟先着地。

4. 整个脚离开地面，但不宜跳得过高，只要达到全身都运动的目的即可。

5. 一次跳跃2～3分钟，休息1分钟后再跳跃2～3分钟。跳跃速度不宜过快，以个人感觉舒适为宜。

6. 锻炼时，配合自然呼吸，不要憋气。每次进行30～45分钟，隔天锻炼1次或每周锻炼3～4次即可。

暖养小贴士 很多女性朋友不知道，做跳跃运动还可以提高骨骼的弹性和韧性、增加骨密度，能帮助预防骨质疏松症、减少骨折发生率。

❀ 跳绳锻炼

跳绳属于暖身有氧运动，同时也属于原地跳跃锻炼。比起单纯的跳跃运动，跳绳的强度更大，对减肥塑身更加有益。那么，跳绳时该注意什么呢？

1. 穿质地软、重量轻、有避震效果的运动鞋，预防脚踝扭伤。

2. 绳子软硬、长短、粗细适宜，初学者宜用硬绳，熟练后可改为软绳。

3. 跟所有跳跃运动一样，不要在水泥上地锻炼，以防损伤关节、震荡脑部。

4. 跳绳前要热身，活动手腕、膝盖、腰部和脚踝。

5. 每次跳绳时间不宜过长，30分钟即可，每周锻炼3～4次。

暖养小贴士 体重较大的女性朋友不要选择单脚跳绳，并且不要跳太高，以免对关节冲击过大造成损伤。

第四章
动养，向运动要温度

活动手脚，寒气消、身体棒

体寒的女性朋友经常会手脚冰凉，也就是我们常说的"末梢血液循环不良"。经常有针对性地活动手指、脚趾，有助于促进末梢血液循环，使手、脚暖和起来。

❀ 活动手指

伸展　双臂在体前伸展，掌心朝下，用左手去拉右手手指，保持5秒；弯曲右手手腕，指尖朝向地面，用左手把右手手指向身体方向拉，保持5秒。换另一侧重复。

握拳　双臂在体前伸展，掌心相对，手指与手指之间尽量分开；然后用力握拳，保持5秒；再快速向前伸直，回到开始时的姿势。双臂在体前伸展，掌心相对，双手握拳，手腕弯曲；保持手臂伸直，双拳尽量向身体方向拉，保持5秒。（如果想加大强度，可以用一只手轻轻把握紧的拳头拉向身体方向，再换另一侧重复。）

勾手　手指在胸前勾起，双手同时向外拉伸，保持5秒。（在拉伸的时候，注意肩部不要过多用力。）

交扣　十指交扣放于头顶，然后掌心翻转朝上，慢慢朝天空伸直手臂，保持5秒；接着，手的姿势不变，向前弯曲、伸直手臂，至双臂与地面平行，保持5秒。

拉动　左手拇指和食指形成夹子状，从指根开始向指尖方向拉动每一根右手手指，力度适中，拉动速度缓慢。换另一侧重复。

暖养小贴士 上述每一个动作，都可以重复数次，以自我感觉舒适为宜。活动手指的过程中，尤其注意力度不要过猛，以免造成损伤。

❀ 活动脚趾

抓地 站立或坐姿，将双脚平放，紧贴地面，两脚分开与肩同宽；接着，连续做用脚趾抓地的动作100次。休息30秒，重复多次。

扳动 取坐姿，用右手扶着右脚脚踝，左手将右脚的每一根脚趾向上扳再向下扳，反复多次。然后，换另一侧重复。

抓物 在地板上放一块毛巾，用脚趾抓取，可以锻炼足弓肌肉的伸缩能力。还可以准备一些椭圆形、大小适中的鹅卵石放在盒子里，然后用脚趾反复抓取。

勾脚 端坐，两腿伸直，尽力将两脚脚面绷紧、向正前方伸展，保持5秒；将脚尖向上，并尽力朝身体的方向回勾，保持5秒。重复数次。

暖养小贴士 中医认为，胃经经过脚的第2趾和第3趾之间，用第2趾和第3趾去夹东西，能活络胃经的气血，赶走胃经的寒气。

第四章
动养,向运动要温度

脚跟走路,补肾气、暖身体

"肾为先天之本",肾对人体的生长发育、生殖繁衍等有着重要的作用。女性朋友一旦肾阳虚或肾气不固,就会畏寒怕冷、精神不振、记忆力减退、腰膝酸痛、白带清稀量多,甚至宫寒不孕。在此,推荐一个补肾气、暖身体的好方法——用脚跟走路。这是由于人体肾经起始于脚底的涌泉穴,而在脚跟附近还有几个肾经上的重要穴位(然谷穴、太溪穴、大钟穴、水泉穴、照海穴),经常用脚跟走路能刺激这些穴位,达到养肾、暖身的目的。

❀ 动作要领

身体自然站立,头部中立,下巴内收,眼睛平视前方;上半身稍向前倾,臀部微翘,两脚外展;两脚脚尖翘起,膝盖不要弯曲,依次用左右脚向前迈进或后退,两臂随着步伐自然摆动。

暖养小贴士:上述动作室内室外均可进行,如在室内用脚跟走路,推荐"进三退二法",即向前走三步、再向后退两步。在室外散步时,可有意识地用脚跟走路。

伸展操，散寒暖身效果好

女性朋友经常做伸展运动，除可以改善身体柔韧度外，还有良好的顺畅气血、散寒暖身、促进新陈代谢的作用。另外，伸展运动还是有氧运动前热身、运动后调整的好项目。下文介绍的这套伸展操专为女性朋友量身打造。

❀ 颈部伸展

1. 坐姿，低头前倾，保持10秒还原；再头部后仰，依旧保持10秒。

2. 头部保持正中，眼睛望着正前方，慢慢转向右侧，保持10秒还原；再慢慢转向左侧，保持10秒。

以头为笔，按照笔画顺序，书写"米"字，也有不错的伸展颈部的作用。不过，动作宜缓慢，不可过猛、过快，否则容易扭伤。

❀ 肩部伸展

站姿，双脚分开与肩同宽，膝盖微微弯曲；左臂平举与肩同高，左手肘弯曲，右手固定于左手肘处，然后将左手臂向身体侧拉近，直到感觉肩部的肌肉紧绷。换另一侧重复。（这个简单的动作能有效伸展肩关节周围的肌肉。）

第四章
动养，向运动要温度

🍀 背部伸展

1. 坐姿，两腿向前伸直，挺直上半身，双臂自然垂放。
2. 吸气，双臂上举过头顶，贴于耳旁，尽量向上伸展，掌心朝前。
3. 呼气，身体慢慢贴近双腿上侧，手臂放低（双手放于小腿上）。
4. 吸气，双手分别抓住两脚大脚趾，挺直腰背，仰头看向上方（将背部伸展到最大限度）。
5. 呼气，身体贴放在两腿上，双手抱住脚踝。
6. 吸气，回到起始动作。重复数次。

> **暖养小贴士**：在做背部伸展时，只要将身体尽量靠近双腿即可，不要勉强。如果抓不到脚趾，可以降低难度，抓住脚踝或小腿。

🍀 胸部伸展

1. 自然站立，双手背在身后。
2. 挺胸收腹，保持腰背挺直。
3. 肩部向后拉伸，能够感觉到胸部肌肉有紧绷的感觉。

> **暖养小贴士**：事实上，简单的扩胸运动就是有助于胸部伸展的好动作，能较好地将胸部肌肉向两侧拉伸。

🍀 腰部伸展

自然站立，双脚分开与肩同宽，双手放于身体两侧；慢慢弯曲上半身，双臂放松；当感觉有轻微的紧张度时，放松上半身，此时上半身不要再继续向前倾，保持10秒；回到起始动作。重复数次。

自然站立，双脚分开与肩同宽，双手放于臀部；上半身轻轻向后弯曲，当感觉有轻微的紧张度时，保持10秒；回到起始动作。重复数次。

暖养小贴士 无论上述哪一个动作，做的时候都应该感觉舒适，而不应该感到疼痛。在做动作时，双腿膝盖可稍稍弯曲，有助于保持平衡。

♣ 手臂伸展

1. 自然站立，双臂自然下垂，双脚与肩同宽，腰背挺直，保持自然呼吸。
2. 慢慢将双手高举过头，用右手抓住左手手腕。
3. 吸气，上半身向右侧缓缓弯曲，至最大幅度时，保持10秒。
4. 回到起始动作，换另一侧重复。左右为1组，10个每组，重复数组。

♣ 腿部伸展

自然站立，右脚向前跨一步，右膝盖弯曲；左脚向后伸直，呈弓箭步，双手叉腰；维持双腿位置不动，将身体慢慢向左转，彻底伸展臀部肌肉；1分钟内反复扭转上半身。换另一侧重复。

自然站立，右脚向前跨一步，右膝盖弯曲；左脚向后伸直，呈弓箭步，双手叉腰；慢慢将双臂向前伸直，上半身向前，同时抬起左脚并向后伸展，使左脚与双臂呈一条直线；1分钟内反复进行上述动作。换另一侧重复。

暖养小贴士 做上述动作时，不要扭转太快或动作过猛。在第2个动作中，为了充分伸展大腿内侧肌肉，抬高的腿脚应伸直；而作为支撑站立的腿应膝盖微微弯曲，以利于保持平衡。

第四章
动养,向运动要温度

❀ 弓步伸展

1. 左腿向前跨一步,右腿向后伸直,左侧大腿和小腿呈 90 度弯曲且膝盖不要超过脚尖,此时大腿前侧和髋关节有拉伸的感觉。

2. 双手手臂伸直,向上贴近耳朵,两手掌心相对,保持 10 秒后双手缓慢下落。

3. 腰腹收紧,侧身向左转动,左臂与肩同高并向后平移,右手抵住左膝盖,将身体侧链肌肉完全伸展。

4. 回到起始动作。换另一侧重复。

这套弓步伸展运动不仅能伸展手臂、腿部肌肉,还能伸展身体侧链肌肉。整个动作宜配合自然呼吸,侧转时动作宜舒缓。

❀ 叉脚伸展

1. 自然站立,双脚分开与肩同宽。

2. 将一只脚跨过另一只脚(双腿交叉),此时能感觉到大腿外侧下方的肌肉伸展。

3. 交叉双腿的同时,将手臂交叉并高举过头以维持平衡。换另一侧重复。

这是运动员经常做的伸展运动,可有效伸展身体,尤其是伸展大腿外侧下方的肌肉。

🍀 坐姿伸展

1. 坐在地板上，两腿弯曲，两脚脚掌贴紧，让腿放松朝向地面，两手握住脚踝，手肘自然放在大腿上。

2. 手肘慢慢向下施加压力，将大腿缓缓推向地面，直到大腿肌肉感到紧绷为止，保持10秒。重复数次。

暖养小贴士 这个动作简单易学，能有效拉伸大腿内侧的肌肉，做动作时依旧要缓慢。

🍀 树式伸展

1. 自然站立，双脚分开与肩同宽，挺直腰背。

2. 右腿站立支撑身体，左腿弯曲，左脚掌踩在右大腿内侧，脚趾朝下。

3. 均匀呼吸，将双臂慢慢举过头顶伸直，双手在头顶上方合十，保持10秒。

4. 回至起始动作，休息片刻，换另一侧重复。

暖养小贴士 做这个动作时，请注意保持平衡。另外，手向上伸展时全身肌肉紧绷上提，可以把自己想象成一颗高大的树。

🍀 下腰伸展

1. 自然站立，双脚分开与肩同宽，双手平举向前，十指交叉紧扣，反手，掌心朝外。

2. 上半身向前延伸（双臂不要弯曲），至上半身与地面呈45度角，目视前方，停留10秒。

3. 回到动作1，上半身再次向前延伸，至可伸展的最大幅度，停留10秒。

 做动作3时，上半身向前延伸的幅度以自我感觉舒适为宜，手不要触碰地面。如果感觉幅度太大，做至上半身与地面平行即可。

 瑜伽12式，释放身体寒气

瑜伽舒缓、优雅，不仅能有效改善血液循环、拉伸全身的筋骨肌肉，还可以温暖身心、塑形瘦身，深受女性朋友的欢迎。以下是笔者推荐的几个简单易学的瑜伽动作。

❀ 猫式

1. 跪在垫子上，两膝分开与臀同宽，小腿和脚贴地；双手按地，分开与肩同宽，指尖朝前；身体前俯，腰背挺直，躯干与地面平行，大腿与小腿呈直角。

2. 吸气，同时慢慢抬高骨盆，腰部微微下曲（此时腰部呈一弧线）；抬高头部，目视前方，保持5秒。

3. 呼气，同时慢慢将背部拱起，脸朝向下方，直到背部有伸展的感觉，保持5秒。

4. 回到动作1，重复整套动作数次。

猫式是很多女性常做的瑜伽动作,是模仿猫伸懒腰的动作,能充分伸展背部和肩部肌肉,改善血液循环,消除疲劳,脊柱也能得到有效锻炼。

🍀 骆驼式

1. 跪在垫子上,双膝稍分开,挺直上身,大腿与小腿呈直角,两手托住髋部。

2. 吸气,骨盆轻轻向前推,臀部肌肉收紧;上半身慢慢向后弯曲,先用一只手触摸同侧的脚跟(如果初学者摸不到脚跟,可将脚跟立起来,用脚趾着地)。

3. 呼气,将另一只手也放在同侧的脚跟上;头向后放松,尽量向上推腰、胸至最大幅度,保持均匀呼吸。

4. 吸气,双手托住后腰部,缓缓起身;呼气,臀部坐在后脚跟上。

5. 身体和手臂向前伸放于垫子上,放松片刻。重复上述动作数次。

骆驼式也是常见的瑜伽体式,可以促进血液循环、伸展脊柱,对纠正驼背和两肩下垂的不良体态有良好效果。

🍀 船式

1. 仰卧在垫子上,双腿并拢伸直,双臂自然放于身体两侧,掌心向下。

2. 吸气,用腹部力量带动头部、上身、双臂同时抬起,双臂与地面平行,掌心向下。

3. 双腿笔直举起,与地面呈45度角,保持5~10秒,呼气还原。重复上述动作数次。

第四章
动养，向运动要温度

暖养小贴士

练习船式动作时，身体仿佛是一艘带桨的船。具体动作中，需要用臀部的力量去控制身体平衡，同时还要保持腰背挺直、双腿笔直伸展。

❀ 桥式

1. 仰卧屈膝，双脚分开与臀同宽，小腿与地面垂直，双手自然放于身体两侧。

2. 吸气，腰臀发力，将臀部抬离地面，使身体呈拱桥状；前臂贴地，小臂竖起，用双手托住腰部两侧，保持姿势10秒。

3. 呼气，将手臂、身体缓缓放下。调匀呼吸，重复上述动作数次。

暖养小贴士

桥式动作主要是用双脚、肩颈支撑身体，将背部、大腿抬高，形状像个优美的拱桥。动作结束、放下身体时，建议脊柱按颈椎、胸椎、腰椎的顺序，缓慢地放下来。

❀ 犁式

1. 仰卧在垫子上，全身放松，双手自然放于身体两侧。

2. 吸气，双腿并拢伸直，慢慢抬起双腿，至双腿与身体呈直角（这一过程中，双手向下用力）。

3. 呼气，收缩腹肌，继续抬双腿，使背部与臀部离开地面；双手托腰，直至双腿与地面平行。

4. 继续将腿伸过头顶，前脚掌触地，调整呼吸，保持5～10秒；缓缓回到动作1，感觉脊柱一节节地触地。重复上述动作数次。

暖养小贴士 犁式是瑜伽的常见体式。在做动作时，千万不要勉强，做到自己感觉舒适的幅度即可。

🍀 幻椅式

1. 自然站立，双脚并拢，挺直上身，双手垂放于身体两侧。

2. 吸气，双臂经体前向上伸展，手臂内侧贴着耳朵，掌心相对，手肘伸直。

3. 呼气，弯曲双膝，臀部向后、向下（就像坐在一把椅子上），尽量使大腿与地面平行，挺直腰背，保持5～10秒。

4. 均匀呼吸，还原到动作2。整个动作重复数次。

暖养小贴士 幻椅式动作因练习者像坐在椅子上而得名，能较好地锻炼双手、双腿和背部肌肉。女性朋友练习时，可以稍稍分开双腿以降低难度。

🍀 下蹲式

1. 自然站立，双脚打开略宽于肩，双手叠成"O"形，左右手大拇指尖互相抵住。

2. 呼气，身体慢慢下蹲，轻微地弯曲膝盖，然后再站起来，重复数次（上半身始终保持挺直）。

3. 呼气，重新来一次下蹲动作，但这次改为深蹲，至大腿与地面平行，保持10秒，重复数次。

第四章
动养，向运动要温度

> **暖养小贴士**：下蹲式动作简单易学，能锻炼双腿、髋关节肌肉，还能改善下肢血液循环、缓解腰肌劳损。

❀ 三角式

1. 自然站立，双脚打开约两倍肩宽，双手侧平举。
2. 吸气，右脚向右转动90度。
3. 呼气，身体向右侧弯曲，右手掌放于右脚前，颈部向左上方转动，左手伸直，目视左手，均匀呼吸，保持10秒。
4. 吸气，回至动作1。换另一侧重复。

> **暖养小贴士**：在确保体位准确的前提下，可以将手放在小腿、脚踝位置。如果要降低难度，侧弯时将手放于膝盖上。

❀ 新月式

1. 自然站立，吸气。
2. 左脚向前迈一大步，脚掌贴地，左腿膝盖弯曲（不要超过脚尖）；右腿伸直，脚尖点地；上身弯曲前倾，腹部紧贴左大腿，双手撑地；脊背挺直，感觉有向前的拉伸感，呼气。
3. 吸气，身体慢慢向上伸展，双手叉腰，至左大腿与小腿呈直角、与地面平行，右腿依然伸直，挺直腰背，保持10秒。
4. 吸气，双臂贴着耳朵、上举过头顶，带动身体向上，感受胸部、脊柱的伸展；右膝盖着地，目视前方，自然呼吸，保持10秒。

5. 吸气，双臂带动上身向后仰，髋部、腿部保持不动，感受脊柱后侧的挤压感，保持10秒。双手带动上身慢慢回至起始动作，换腿重复。

暖养小贴士 新月式是促进血液循环、增加肺活量、提升平衡能力的好动作。初学者的后腿膝盖可不下沉着地，保持伸直以降低难度。

🍀 弓式

1. 俯卧在垫子上，双手自然放于身体两侧，全身放松，下巴触地。

2. 弯曲双腿，用双手分别抓住同侧脚踝；背部肌肉用力，使胸部抬高。

3. 两大腿和胸部尽量抬离地面，双臂伸直、不要弯曲，自然呼吸，保持10秒。慢慢回至起始动作，重复数次。

暖养小贴士 弓式因做动作时身体似一张弓而得名，能较好地锻炼背部、胸部、腹部的肌肉，且在促进气血运行的同时，脏腑也能得到按摩。

🍀 蝗虫式

1. 俯卧在垫子上，全身放松，两臂在身体两侧伸直。

2. 吸气，同时抬起头部、胸部和双腿，两臂也离开地面、尽量向后伸直，掌心朝上（类似飞翔的动作），至最大幅度保持10秒。放松，重复数次。

第四章
动养，向运动要温度

暖养小贴士　蝗虫式和弓式的动作有点相似，但更适合初学者，可强健腰腹、上臂和大腿。

🍀 半龟式

1. 吸气，跪坐于垫子上，手臂贴紧耳朵、向上伸直，腰背挺直。
2. 呼气，臀部坐于脚后跟上，下巴微微抬起，身体慢慢向前、向下贴于地面，感觉手臂、腰背的拉伸，保持10秒。
3. 自然呼吸，抬头带动身体回正，重复数次。

暖养小贴士　半龟式动作能充分放松身体，改善消化不良，有益肺脏，促进血液流向大脑，强健腹部、手臂及大腿。

忙里偷闲，办公室"椅子操"

每天在办公室里久坐，是很多白领女性的日常，她们难以抽出完整的时间来锻炼身体。怎么办呢？笔者建议白领女性可以利用一些空暇时间，忙里偷闲地活动身体。其实，即使是坐着，也可以做一些暖身运动。

🍀 颈部侧伸

端坐在椅子上，挺胸收腹，肩膀自然下垂；用右手抓紧椅子扶手，头部尽量向左侧伸展，至最大幅度保持10秒；回正放松，换另一侧重复。

🍀 前后摆臂

端坐在椅子上，两手手掌打开，同时向背后伸直，掌心朝上，即向后甩手；再向前、向上摆动，至手肘弯曲成90度，握拳。

🍀 屈臂摸肘

1. 坐在椅子上，背部贴着椅背，两脚稍分开，右臂上举，屈肘放于头后。

2. 左手绕过头后，抓住右手肘，轻轻向后拉，感受右手上臂的拉伸；收腹挺胸，目视前方，保持10秒；复位放松，换另一侧重复。

🍀 扭腰转身

1. 端坐在椅子上，两脚稍分开，头颈、上身挺直，用双手捂着耳朵，双肘与身体处于同一平面。

2. 上半身轴线固定，左转至最大幅度（尽量扭转腰部），保持10秒；回正放松，换另一侧重复。

> **暖养小贴士**　坐姿扭腰时，不要低头含胸、肩膀歪斜，要始终保持脊柱挺直，用腰部扭动带动上半身转动。

🍀 坐姿伸腿

端坐在椅子上，挺直腰背，臀部靠在椅背上；伸直双腿，并将双腿向上抬高，直到双腿与地面平行，保持10秒；将双腿放下，全身放松，再

第四章
动养，向运动要温度

重复做抬高双腿的动作。

❀ 轮流蹬腿

臀部坐在椅子的前半部分，双手抓住椅子边缘，身体向后倾斜、虚靠在椅背上；收紧腹部，右膝弯曲靠近胸部，然后慢慢向下伸直，同时左腿弯曲靠近胸部，再慢慢向下伸直。两腿交替为一组动作，重复数次。

❀ 手肘碰膝

1. 端坐在椅子上，两脚稍分开，双手放在头部后侧。
2. 一边抬起左腿，一边用右手去触碰左膝盖（身体前屈的时候感觉到腹部肌肉收紧）；接着，一边抬起右腿，一边用左手去触碰右膝盖。上述为一个完整动作，重复数次。

❀ 侧身仰俯

1. 侧身站在椅背后，一只手扶着椅背，另一只手叉腰。
2. 膝盖不要弯曲，身体努力向后弯至最大幅度，头颈依旧保持直立，目视前方，保持10秒。
3. 回至动作1，向前俯身弯腰，至上半身与地面平行、与腿呈90度角，保持10秒。上述为一组动作，重复数次。

❀ 椅上马步

1. 坐在椅子上，双脚分开放于椅子两侧；头颈直立，腰背挺直；双手上下重叠、掌心朝下，抬至胸前，使双臂与地面平行。
2. 慢慢抬起臀部，离开椅子约10厘米，上身依旧挺直，脚的位置不变，保持10秒；回正放松，重复数次。

❀ 单腿下蹲

1. 站在椅子背后，双脚分开与肩同宽，双手扶着椅背，保持腰背挺直，深呼吸。

2. 将左脚放在右腿上，右腿下蹲，收缩臀部，感觉整个臀部都被向上提起，保持10秒；放松复位，换另一侧重复。

暖养小贴士　锻炼过程中，尤其要注意保持平衡，腰背不要弯曲，且下蹲时蹲至自己能承受的最大幅度即可。

随时随地，居家暖身小动作

只要有心，女性朋友随时随地可以做一些暖身小动作，比如晨起在阳台上扩胸、转腰，在拖地时也可以借助拖把比画两下。别以为这些运动不起眼，一旦养成良好的运动习惯，女性朋友将受益匪浅。

❀ 晨起阳台暖身操

交叉摆掌

1. 自然站立，双手交叉，掌心朝着腹部。

2. 两臂向外侧张开，张开幅度以自己感觉舒适为宜，速度不要太快。

3. 张开双臂后，随即收臂，使双手回到交叉状态。重复数次。

第四章
动养,向运动要温度

双掌划圈

1. 自然站立,双脚分开与肩同宽,双臂下垂伸直,掌心向内;双臂一起向后摆,准备绕圈。

2. 双臂绕过头顶,再转到胸前水平伸直,掌心朝下。

3. 再反方向绕圈,前后绕圈重复数次。

弓步扩胸

1. 一只脚在前,一只脚在后,弓步站立。

2. 两臂向外平伸,手掌握空拳,接着两臂开合做扩胸运动,动作不要太快。

站立转腰

1. 自然站立,双脚分开与肩同宽,双手叉腰。

2. 用腰部带动上半身,顺时针转动10圈,再逆时针转动10圈。

斜身提胯

1. 自然站立,双脚分开约两倍肩宽,双手叉腰,抬头、挺胸、收腹。

2. 将身体上半身缓缓向左侧倾斜,伸直左腿;右脚脚掌不要离地,保持脊柱挺直,稍稍向下压左腿,重复数次。

3. 缓缓回到动作1,换另一侧重复上述动作。

侧弯伸展

1. 自然站立,双脚分开与肩同宽,右臂向身体右侧伸直,掌心向下,左臂举起,掌心向右。

2. 上半身慢慢向右侧弯曲,至最大幅度保持10秒;回正放松,换另一侧重复。

❀ 睡前床上暖身操

仰卧抬腿

1. 仰卧在床上,双臂放于身体两侧。

2. 右腿伸直，慢慢抬起，直至与身体呈90度角，保持10秒。

3. 再将右腿慢慢放下，回至动作1；换左腿重复，双腿轮流做数次。

伸手抬腿

1. 仰卧在床上，双腿伸直，双臂向头后伸直，掌心朝上。

2. 将双腿慢慢抬起，直至与身体呈90度角，保持10秒；放松复位，重复数次。

抱膝蜷缩

1. 仰卧在床上，屈膝抬腿，双臂抱住双膝。

2. 将大腿向胸部拉近，头尽量靠近膝盖，保持10秒；回正放松，重复数次。

抱胸半起

1. 仰卧在床上，双腿屈膝，双臂交叉抱于胸前。

2. 将头缓缓抬起，带动肩膀、后背离开床面（双脚紧贴着床面不动），直至坐起；放松复位，重复数次。

屈膝扭腰

1. 仰卧在床上，双臂伸直放于身体两侧；双腿并拢，屈膝抬腿，至小腿和身体平行，保持10秒。

2. 背部、胸部、头颈保持贴着床面不动，将并拢的双腿慢慢倒向右侧，直至右腿贴紧床面，保持10秒；慢慢复位，换另一侧重复。

扭腰移手

1. 坐在床上，弯曲双膝，双手分别放于同侧膝盖上，挺直腰背，胸部上提，锁骨向后展开。

2. 上身慢慢转向右侧，同时右手放于身体侧后方，左手放于右膝盖上，保持腰背挺直，至最大幅度保持10秒。

3. 回至动作1，换另一侧重复，左右侧交替进行数次。

第四章
动养，向运动要温度

🍀 居家"器械"暖身操

毛巾操

自然站立，双脚分开略大于肩，双手高举过头顶，掌心朝外，分别拉住毛巾的两端；慢慢向一侧弯腰，保持下肢不动，至最大幅度停留10秒；换另一侧重复。

自然站立，将毛巾缠在腰上，双手用力握住毛巾；背部挺直，单脚向前屈膝，另一脚向后伸直，呈弓步；接着做10次下压运动，然后回正放松，换另一侧重复。

坐在床上，双腿并拢、伸直，脚尖绷直，腰部挺直，双手握紧毛巾，平举于胸前；接着，分别向左右两侧做转体运动。

拖把操

双脚并拢站立，上半身挺直，右手叉腰，左手握住拖把的最上方，拖把距离身体约一步；左脚向前、向后做踢腿运动，感受腿部肌肉的拉伸；重复数次，换另一侧重复。

自然站立，双脚分开略宽于肩，将拖把放于身体正前方，双手握住拖把上方；半蹲至大腿肌肉收紧，蹲下、起立，重复数次。

靠枕操

双腿盘坐在床上，双手抓住靠枕两边，高举过头顶；吸气，向上伸展；呼气，腰弯向一侧，至最大幅度保持10秒；回正放松，换另一侧重复。

跪在床上，双手在身后抓住靠枕；吸气，双臂向上抬高，至最大幅度保持10秒；回正放松，重复数次。

将靠枕放在垫子上，站在靠枕的右边，双脚分开与肩同宽；抬起左脚，右脚跳过靠枕但以左脚着地；再抬起右脚，左脚跳过靠枕以右脚着地；双手握空拳随脚的跳跃动作而自然摆动；重复数次。

专家在线：应该知道的动养细节

🍀 运动中的"穿衣经"

有些人运动时着装比较随意，殊不知，这可能会使体寒状态恶化。比如，运动时穿透气性差的服装，汗水不能及时散发，很容易着凉感冒，建议选择吸汗效果较好的纯棉服装；运动时穿得过紧、过厚，不仅会影响气血流通，还无形中增加了心肺负担，容易出现胸闷气短、头晕目眩等不适，建议选择轻便、宽松的服装。

🍀 运动前热身可减少损伤

这是很多人容易忽略的环节。每次运动前需要热身，活动关节、韧带，拉伸四肢、腰背的肌肉，这样做能最大限度地减少运动损伤。女性朋友可通过原地踏步、转腰、抬膝、举臂绕圈、慢走、伸展操等活动热身，时间以10～15分钟为宜。

🍀 运动后不要立即做这4件事

立即坐下来休息 ✕

运动后不要立即坐下来休息，否则易出现头晕、恶心、小腿抽筋等不适，甚至发生晕厥。每次运动后要做一些简单的调整运动，如步行、慢跑，持续约10分钟，待肌肉放松、呼吸和心跳平稳后即可停止。

立即对身体降温 ✕

运动时，人体毛孔舒张、排汗增多。如果运动后立即走进空调房或用

第四章
动养，向运动要温度

风扇降温，都易使寒邪入侵，从而引发或加重体寒。现代研究也发现，运动后立即对身体降温，易使人体体温调节功能失调、免疫力下降，容易感冒、腹泻。因此，运动后半小时内不要强行给身体降温。

立即饮用凉水 ×

有些人运动后口渴难耐，立即喝下大量冷饮，虽然畅快一时，却会招致体寒。对于肠胃虚弱、体寒的女性朋友来说，还可能引发腹泻、胃痛等不适。因此，运动后要避免立即饮用凉水，可少量喝些温水。

立即洗澡 ×

运动后，有人习惯立即去冲个热水澡，其实这种做法不健康。运动时身体毛孔张开，立即洗澡很容易遭受风寒。另外，运动时流向肌肉的血液增多，运动停止后，这种状况会持续一段时间，如果此时立即洗热水澡，就会继续增加肌肉中的血流量，从而使身体其他重要器官供血不足（如心脏和大脑）。

❀ 这种时候不要运动

饥饿时

饥饿时需要的是补充食物，而不是继续运动，否则会导致低血糖，出现头晕乏力、恶心呕吐、四肢酸痛、肌肉颤抖等症状，甚至诱发晕厥。

进餐后

进餐后需要较多血液流向胃肠道，帮助消化食物、吸收营养。如果此时运动，不仅会影响消化，还易患胃肠疾病。因此，进餐后1小时内不要运动。

疲劳时

身体疲劳或睡眠不足时不宜运动，因为这种情况下人的反应能力差，肌肉收缩能力也较差，不仅运动后会感觉更加疲惫，而且增加了运动损伤的风险。

感冒时

曾有报道，有人为了治疗感冒特意跑到健身房去运动发汗，结果引发心力衰竭。感冒时运动不仅不能减轻症状，反而会增加身体负担，容易加重病情或发生意外。

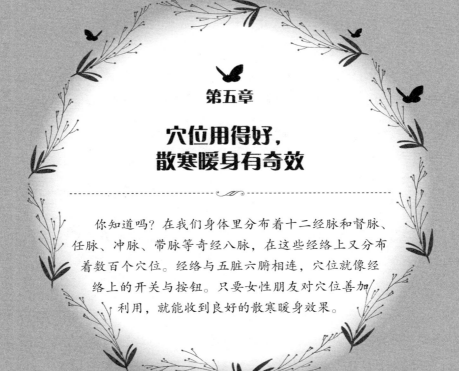

第五章

穴位用得好，散寒暖身有奇效

你知道吗？在我们身体里分布着十二经脉和督脉、任脉、冲脉、带脉等奇经八脉，在这些经络上又分布着数百个穴位。经络与五脏六腑相连，穴位就像经络上的开关与按钮。只要女性朋友对穴位善加利用，就能收到良好的散寒暖身效果。

# 艾灸是简单有效的除寒方式

艾灸所用的材料是艾叶。《中国药典》指出，艾叶味辛、苦，性温，可温经止血，散寒止痛。

艾灸是利用艾的辛散和火的温暖，对经络穴位进行温热刺激的方法，能起到温通经络、散寒除湿的作用。体内有寒湿、气滞血瘀的女性朋友十分适合艾灸。

艾灸怎么做

艾条灸

艾条点燃后，放置于穴位或病变部位上进行熏灼。按照操作手法的不同，可分为悬起灸、实按灸。

1. 悬起灸

将艾条的一端点燃，悬在穴位或患处之上而不接触，使热力较为温和地作用于施灸部位。悬起灸又可分为温和灸、雀啄灸和回旋灸。

温和灸 将艾条的一端点燃，对准施灸部位，在距离皮肤2～3厘米处进行熏灸，使局部温热而无灼痛感。一般每个穴位灸10～15分钟，至皮肤有红晕为宜。这种灸法不仅温度较恒定，而且比较安全，即使是没有经验的人也能使用。

雀啄灸 将艾条的一端点燃，对准施灸部位，像鸟雀啄食一样，一上一下地进行熏灸，多随呼吸的节奏进行。一般每个穴位灸10～15分钟，至皮肤有红晕为宜。这种灸法多用于急性病、昏厥及顽固性疾病。不过，操作者需要有丰富的经验，不推荐居家使用。

第五章
穴位用得好，散寒暖身有奇效

回旋灸 将艾条的一端点燃，对准施灸部位，在距离皮肤2～3厘米的高度，向左右方向移动或旋转着施灸。一般每个穴位灸20～30分钟，至皮肤有红晕为宜。这种灸法温热范围大，对妇科疾病、风湿痹痛及皮肤病等有良好的改善效果。

2.实按灸

将艾条的一端点燃，隔着数层布实按在穴位上施灸，使热力透达深处，等火灭热减后，再次点火按灸。一般每个穴位可按灸几次至几十次。如果按灸的过程中，患者感到灼烫、疼痛，要立即移除艾条。这种灸法手法专业，不推荐居家使用。

艾炷灸

将纯净的艾绒放在平板上，用拇指、食指、中指边捏边旋转，把艾绒捏成圆锥形，称为艾炷。一般来说，艾炷有三种规格，小炷如麦粒大（炷底直径0.5厘米、高0.8厘米），中炷如半截枣核大（炷底直径0.8厘米、高1厘米），大炷如半截橄榄大（炷底直径1.2厘米、高1.5厘米）。每燃烧一个艾炷称为一壮，可根据病情选择壮数。艾炷灸主要分为直接灸和间接灸。

1.直接灸

将艾炷直接放在施灸部位的皮肤上点燃，又称为明灸、着肤灸。根据灸后对皮肤的刺激程度不同，可分为瘢痕灸和非瘢痕灸。由于直接灸的手法比较专业，即使是非瘢痕灸也会有轻微灼伤或水疱表现，因此一般多运用于临床，不推荐居家使用。

2.间接灸

又称为隔物灸、间隔灸，是在艾炷与皮肤之间垫衬某种物品进行施灸的方法。这种灸法火力温和，更适宜居家使用。推荐两种适宜体寒女性使用的间接灸方法。

体不寒，病不找
一辈子做个暖女人

体寒女性适用的间接灸方法

类　　型	操作方法	具体应用
隔姜灸	将新鲜生姜切成直径2～3厘米、厚0.2～0.3厘米的薄片，在中间用针扎几个小孔，然后把姜片放在施灸穴位上，再将大或中艾炷放在姜片上点燃。一般每次施灸3～7壮，以局部皮肤潮红湿润为宜	温中、散寒、止呕、解表，适用于感冒、呕吐、腹痛、泄泻、痛经、风寒湿痹等
隔盐灸	将纯净干燥的食盐填敷于脐部（填平脐孔），在食盐上放置大艾炷施灸。也有于盐上再放置一片薄姜片施灸的。一般可灸3～7壮	回阳、救逆、固脱，适用于急性腹痛、吐泻、痢疾、四肢厥冷和脱证

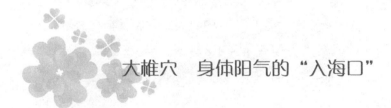

大椎穴　身体阳气的"入海口"

在人体的经络系统中，有十二条经脉直接与脏腑相连，称为"十二经脉"；还有八条经脉不直接与脏腑相连，称为"奇经八脉"。督脉就是奇经八脉之一，它在人体的后正中线上，称为"阳脉之海"。

人体的十二经脉又分为六条阳经、六条阴经，六条阳经都要聚到督脉，就像六条满载着"阳气"的河流汇入大海，而大椎穴就是"入海口"，是六条阳经汇入督脉的地方。因此，大椎穴又被称为"督脉之会""诸阳之会"，有着重要的承上启下作用。按摩或艾灸大椎穴，能帮助人体较好地生发阳气、散寒暖身。

第五章
穴位用得好，散寒暖身有奇效

🍀 精准取穴

大椎穴位于第7颈椎棘突下凹陷中。

取穴时，患者把头低下，操作者用手摸患者脖子后方，最突出的那块骨头就是第7颈椎，其下方的凹陷处就是我们要找的大椎穴。

🍀 按摩大椎穴

患者取坐位，操作者用一手食指指尖垂直按压在患者大椎穴上，持续10秒再放手，重复数次。然后，用食指指腹旋转按揉大椎穴，力度由轻渐重，方向先顺时针，后逆时针，各30圈，以局部发热、有酸胀感为宜。

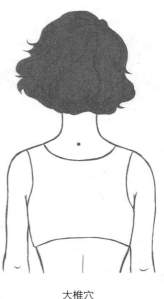

大椎穴

🍀 艾灸大椎穴

取艾条一根，患者俯卧或取坐位，裸露出大椎穴，操作者将艾条点燃，在距离患者大椎穴的皮肤2～3厘米处进行温和灸，每次10～15分钟，以局部皮肤发红、发热为宜。（也可以购买艾灸盒进行温和灸。）

暖养小贴士　当遭遇风寒感冒，有畏寒、发热、无汗、流清涕、打喷嚏等症状时，按摩或艾灸大椎穴，能帮助身体振奋阳气、抵御外邪。

体不寒，病不找
一辈子做个暖女人

身柱穴　人体的"顶梁柱"

"柱"在古代指楹柱，就是在房子中直立着起支撑作用的柱子。我们可以想象一下，如果房屋的支柱倒塌了，房子还能完好无损地矗立在那里吗？

身柱穴在人体背后的正中线上，上接头部，下面和腰背相连，就像一个承上启下的支柱一样，因此被称为人体的"顶梁柱"。女性朋友要想五脏六腑、四肢百骸都能较好地工作，就一定要照顾好身柱穴。

事实上，刺激身柱穴，有良好的补气养阳、益智健脑、宣肺镇咳作用，是女性朋友改善肩背不暖、眩晕、哮喘，以及增强体质的好选择。

❀ 精准取穴

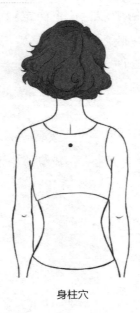

身柱穴

第五章
穴位用得好，散寒暖身有奇效

身柱穴位于人体背部后正中线上，第3胸椎棘突下凹陷中。

取穴时，先找到大椎穴，低头时颈部最突出的骨头下就是大椎穴，再向下数3个椎体，即为第3胸椎，其下方凹陷处就是身柱穴。

❀ 热敷身柱穴

患者俯卧，操作者将包裹好的热水袋或热盐包放置在患者的身柱穴上，15～20分钟后拿开。热敷的过程中，要询问患者局部的感觉，若发现局部皮肤疼痛，应立即停止。

❀ 按摩身柱穴

患者俯卧，操作者用中指指尖按揉患者背后的身柱穴，持续3～5分钟，以局部有温热感为宜。

❀ 艾灸身柱穴

患者取坐位，略低头，操作者将艾条的一端点燃，在距离患者身柱穴的皮肤2～3厘米处进行温和灸，每次10～15分钟，以局部皮肤温热而无灼痛感为宜。

女性朋友体寒怕冷，可以将身柱穴和大椎穴配合在一起按摩或艾灸。虽然这两个穴位患者自己能触摸到，但为了疗效和安全考虑，依旧建议由家人操作。

期门穴　养肝脏，顺气血

女人的一生都要注意养血，否则一旦血虚，随之而来的就是面色憔悴、苍白无力、头晕眼花、心悸失眠、手脚冰凉等问题。"肝藏血"，因此女性朋友尤其要注意养肝。

在此，推荐一个养肝的好穴位——期门穴。期门穴属于足厥阴肝经，按摩或艾灸期门穴，有较好的疏肝理气的作用。打个形象的比喻，期门穴相当于肝脏的幕僚，肝脏遇到了麻烦，它就会站出来帮"将军之官"出谋划策、排忧解难。

❀ 精准取穴

期门穴位于胸部，当乳头直下，第6肋间隙，前正中线旁开4寸处。

取穴时，仰卧位，乳头直下，向下推两个肋间隙，按压有酸胀感处，即为期门穴。

❀ 按摩期门穴

以拇指或中指指腹按压期门穴，打圈按摩，每次3～5分钟，以局部发热、有酸胀感为宜。左右交替进行。

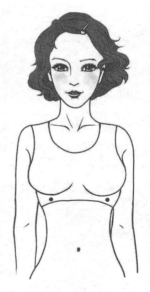

期门穴

第五章
穴位用得好，散寒暖身有奇效

艾灸期门穴

取艾条一根，点燃后在距离期门穴的皮肤2～3厘米处进行熏灸，每次10～15分钟。再灸另一侧期门穴。

患者仰卧，操作者用隔姜艾炷灸的方式灸期门穴，两侧期门穴可以同时进行，每次灸3～5壮即可。

暖养小贴士

期门穴还是调节情绪的穴位。"肝主情志"，如果肝气郁积则善怒，按压期门穴会有明显的压痛感，常按揉期门穴有助于疏肝理气、愉悦心情。

膻中穴　宽胸理气，预防体寒

俗话说："人活一口气！"气每天都在不停地运转，从而推动血液在人体经脉中不断地循环流动。如果女性朋友体内的气化生不足，就是我们常说的气虚，会表现为语声低微、形体消瘦或偏胖、面色苍白、气短懒言、精神不振、易出汗，还经常感冒。

女人一旦气虚，也就容易血虚，因为气和血形影不离，"气血同源""气为血之帅"。另外，气有抵御外邪的作用，因此气虚的女人容易体寒。在此，推荐一个改善气虚的穴位——膻中穴。

膻中穴位于人体胸部正中，是任脉的穴位，有宽胸理气、止咳平喘、通阳化浊的功效。膻中穴还是手厥阴心包经的募穴，有安神定惊、清心除烦的作用，有助于女性朋友改善心悸、失眠等症。

🍀 精准取穴

膻中穴位于胸部，身体前正中线上，两乳头连线的中点。

🍀 按摩膻中穴

端坐或仰卧，用中指指腹点揉膻中穴，可顺时针和逆时针交替进行。点揉的力度要适中，每次按摩3~5分钟，每天早晚各按摩1次。

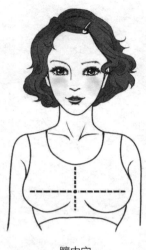

膻中穴

🍀 艾灸膻中穴

患者仰卧，露出膻中穴，操作者将艾条点燃，在距离患者膻中穴的皮肤2~3厘米处进行熏灸，每次10~15分钟。

用隔姜艾炷灸的方式灸膻中穴，每次灸5~7壮，以局部皮肤潮红湿润为宜。

暖养小贴士

膻中穴属于任脉，临近乳房，是防治乳腺疾病的重要穴位。女性朋友经常按摩或艾灸膻中穴，不仅能宽胸理气、除烦安眠，还有良好的防治乳腺增生的作用。

第五章
穴位用得好，散寒暖身有奇效

关元穴　女性健康的要穴

我们看古装剧时，经常听说"气沉丹田"，这个丹田指的就是关元穴。关元穴位于任脉（奇经八脉之一）上，就像一个闸门，有将人体元气关在体内不泄露的意思，被历代医家所重视。

关元穴是公认的女性健康要穴。艾灸关元穴，综合了艾灸的温热效应和关元穴的补虚助阳作用，能培肾固本，使女性朋友身体温暖、血脉充盈。临床上，艾灸关元穴不仅经常用于治疗女性体寒，还可改善小腹冷痛、虚劳羸弱、腰膝酸软、月经不调、痛经、宫寒不孕等病症。明代医家张介宾在《类经图翼》中说："积冷虚乏皆宜灸。"

精准取穴

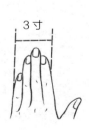
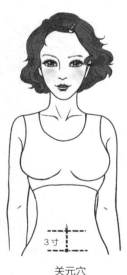

关元穴

关元穴位于人体正中线上，肚脐下3寸处。

取穴时，将一手手掌除拇指外的其他四指并拢，放于肚脐下，以中指中节为准的四指宽处即为关元穴。

❀ 按摩关元穴

双手掌心相对，搓热掌心，把温热的掌心轻轻地放到关元穴的位置，以顺时针或逆时针的方向做有节奏的环形按摩，以局部发热为宜。或者用拇指或中指的指腹做轻柔缓和的环旋揉动，以局部有酸胀感为宜。

❀ 艾灸关元穴

正坐姿势，裸露腹部，取艾条一根，将艾条的一端点燃，在距离关元穴的皮肤2～3厘米处熏灸约15分钟，或以局部皮肤潮红为度。

暖养小贴士：人体腹部容易受凉，艾灸时室内一定要保持适宜的温度，同时不要选择有风的地方，尤其是夏季不要直接对着空调。

气海穴 "气海一穴暖全身"

"气为血之帅"，气可以推动血滋养全身，维持人体正常的功能活动。因此，女人暖养，补气也是一门学问。补气的方法有很多，除了药食补

第五章
穴位用得好，散寒暖身有奇效

益，穴位调理也十分有必要。下面，请各位认识一下补气的重要穴位——气海穴。

气海穴在人体中央，是生气之源。女性朋友经常按摩或艾灸气海穴，可温阳益气、扶正固本、培元补虚，能较好地改善因阳气不足、生气乏源所致的虚寒怕冷。因此，我们常说"气海一穴暖全身"。

❀ 精准取穴

气海穴在身体前正中线上，脐下约1.5寸处（即肚脐到关元穴的一半处）。

取穴时，采用仰卧或站立的姿势均可，食指与中指并拢，置于肚脐正下方，两指宽处即为此穴。

❀ 按摩气海穴

1. 先将双手手掌搓热，掌心覆盖在气海穴上，以适当的力度顺时针方向旋转揉动气海穴100～150次，再改为逆时针方向揉动气海穴100～150次。

2. 用拇指或中指指腹，稍用力按揉气海穴3～5分钟，以局部发热、有酸胀感为宜。

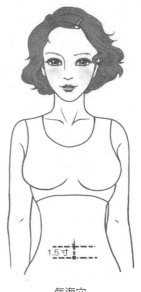

气海穴

❀ 艾灸气海穴

取艾条一根，点燃后用温和灸的方法熏灸气海穴，每次10～15分钟，灸至小腹温热、皮肤潮红，隔1～2日1次。

用艾炷隔姜灸气海穴，每次5～7壮，灸至局部皮肤红晕发热，隔2～3天1次。

将附子研末，加少许面粉调成糊，压成薄饼，0.3～0.5厘米厚，待稍干后用针扎几个孔，放在气海穴上，再放上艾炷，点燃施灸，每次5～7壮，每周1～2次。

隔附子灸是用艾炷间接灸的常见方式。《中国药典》记载，附子"味辛、甘，性大热……可回阳救逆，补火助阳，散寒止痛"。

天枢穴　肠胃不适的克星

体寒的女性朋友，肠胃也常常不好，只要稍有不慎就易消化不良、胃痛、腹泻、腹痛。在此，笔者推荐一个调理肠胃的好穴位——天枢穴。

何谓天枢？"枢"有枢纽的意思。《黄帝内经》指出："天枢之上，天气主之；天枢之下，地气主之。"意思是说，天枢穴这个穴位是一个升清降浊的地方。肠胃中吸收的营养精微在这里转化为能量被身体利用，而糟粕则直接从这里进入大肠排出体外，可以说天枢穴是一个中转站。

天枢穴是足阳明胃经的穴位，同时还是手阳明大肠经的募穴。女性朋友经常刺激天枢穴，具有健脾和胃、疏调肠腑的功效。临床上，经常用艾灸天枢穴的方法来治疗肠胃疾病。

精准取穴

位于人体中腹部，脐中旁开2寸处。

取穴时,将食指、中指、无名指三指并拢,肚脐左右三指的宽度就是两处天枢穴的位置。

❀ 按摩天枢穴

将两手的中指、食指指腹放在两侧的天枢穴上,稍微用力,然后在穴位上做环形按摩,速度要慢,力度以能耐受为宜。

两手的食指指腹分别放在两侧的天枢穴上,然后用手臂发力,带动手指在穴位上做小幅度的、一上一下的点按运动,每次按50～100次。

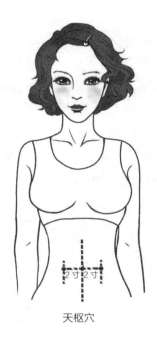

天枢穴

❀ 艾灸天枢穴

取艾条一根,点燃后在距离左侧天枢穴的皮肤2～3厘米处熏灸,持续10～15分钟;然后再熏灸右侧天枢穴。还可以选用温灸筒同时灸两侧的天枢穴,艾灸效果更加显著。

> **暖养小贴士**
>
> 天枢穴配足三里穴,治腹痛肠鸣;天枢穴配上巨虚穴(位于小腿前外侧,在犊鼻下6寸处),治腹泻、便秘;天枢穴配中极穴(位于下腹部,在前正中线上,当脐中下4寸处)、三阴交穴,可调经止痛。

命门穴 肾阳之火暖全身

肾为先天之本,"阳脉之根"。命门穴在后背正中线,腰部两肾之间。按摩、艾灸命门穴,就像"煽风点火"一样,能够升发肾阳,让肾阳之火循经而行,温养五脏六腑。因此,女性朋友散寒暖身要擅用命门穴。

精准取穴

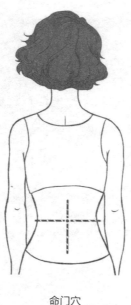

命门穴

命门穴在人体后正中线上,第2腰椎棘突下凹陷处,也就是与肚脐平齐的地方。

取穴时,操作者将双手食指分别点在患者肚脐上,然后从肚脐出发,水平方向绕到腰后,两手交会的地方就是命门穴。指压命门穴的时候,有强烈的压痛感。

❀ 按摩命门穴

操作者用一手的拇指按在患者命门穴上,持续揉动30～50次,至局部发热、有酸胀感为宜。操作者还可以用一只手握成拳,持续敲打命门穴,力度和持续时间以患者感觉舒适为宜,一般为3～5分钟。

❀ 艾灸命门穴

患者俯卧在床上,裸露出命门穴,操作者点燃艾条,在距离患者命门穴的皮肤2～3厘米处进行温和灸,每次10～15分钟,以局部皮肤发红、发热为宜。

事先准备几片直径2～3厘米、厚0.2～0.3厘米的姜片,并在姜上用针扎几个小孔。患者仰卧,放松全身,操作者将准备好的姜片放在患者的命门穴上,再将艾炷放在姜片上点燃。灸5～7壮,每周1～2次。

暖养小贴士

1. 艾灸命门穴时,由于需要裸露腰部,所以要特别注意室内的温度,同时注意防风。
2. 用艾炷隔姜灸时,要特别注意安全,更换艾炷一定要轻拿轻放,小心发生烫伤。艾灸过程中如果患者感觉过烫,操作者要及时提拿起姜艾5～10秒再放回原处,继续熏灸。

肾俞穴 补肾益精,缓解腰痛

很多女性朋友认为,"养肾是男人的专利"!其实,女人也需要养肾。肾为先天之本,肾中精气不足,女人不仅易体寒怕冷,还会出现头发稀疏、眼圈发黑、肌肤没有光泽、肥胖、记忆力减退、腰膝酸痛等问题。而且,肾虚对女性健康的影响要比男性更为显著。肾虚的女人不仅易更年期提前,还易患上各种妇科病,如月经不调、痛经闭经、乳腺增生、卵巢早衰、宫寒不孕等。

所以,女性暖养务必要注意养肾。"腰为肾之府",腰部包含了多个养肾要穴,如命门穴、腰阳关穴、肾俞穴等。肾俞穴属于足太阳膀胱经,刺激该穴位有良好的壮阳气、滋阴精的作用,常用于调理体寒怕冷、头晕耳鸣、腰膝酸痛、月经不调等因肾虚引起的健康问题。

❀ 精准取穴

肾俞穴位于腰部,第2腰椎棘突下旁开1.5寸处。

取穴时,先找到命门穴,肾俞穴在命门穴左右两边的两指宽处。

❀ 反复搓腰

患者俯卧,操作者先把两手搓热,捂于肾俞穴上,再以两侧肾俞穴为中心,向左右方向搓腰,也可以上下搓,持续3~5分钟,以局部发热为宜。

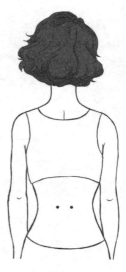

肾俞穴

第五章
穴位用得好，散寒暖身有奇效

🍀 按摩肾俞穴

患者俯卧，操作者用两手拇指指腹按揉患者的肾俞穴，以患者感觉酸胀为宜，两侧肾俞穴各揉动50～100次；操作者再用手掌大鱼际紧贴于穴位上，稍用力下压并来回摩擦，持续3～5分钟，以局部发热、皮肤微红为宜。

🍀 艾灸肾俞穴

患者俯卧，操作者取艾条一根，点燃后在距离患者肾俞穴的皮肤2～3厘米处进行熏灸，艾灸部位保持舒适、温热而无灼痛的状态，每次灸10～15分钟。

腰阳关穴　让阳气通行无阻

笔者曾听不少女性朋友说："一到秋冬季节，不管穿多少衣服，总感觉腰背凉凉的！"这些女性朋友大多体质虚弱或体寒怕冷，因此笔者建议她们平时要注意饮食、加强锻炼，且在自我调理的时候要特别留心一个穴位——腰阳关穴。

腰阳关穴位于腰部，属于督脉。督脉是人体阳气的总开关，阳气在督脉循行，需要到达命门穴才能温煦全身，而阳气在到达命门穴之前，首先要经过一个关口，就是腰阳关穴。这是因为风、寒、湿邪容易在腰阳关穴盘踞，阳气必须经过这一关口，才能顺畅地温煦全身。那些一到秋冬时节就感觉腰背发凉的女性朋友，很可能的一个原因就是阳气在腰阳关穴受阻、无法上行。因此，她们可以通过按摩或艾灸腰阳关穴的方式来改善腰背寒凉，使身体暖和起来。

❀ 精准取穴

位于人体腰部，在后正中线上，第4腰椎棘突下凹陷中。

取穴时，操作者先摸索患者的髂骨所在处，将双手的大拇指固定在髂骨边缘，然后双手食指从背后交会，两食指交会处就是腰阳关穴。

❀ 热敷腰阳关穴

患者俯卧，露出腰部，操作者用热水袋在腰阳关穴的位置热敷，每次15～20分钟。

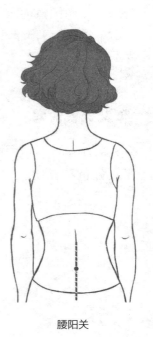

腰阳关

❀ 按摩腰阳关穴

患者俯卧，露出腰部，操作者先用拇指指腹持续按压腰阳关穴（稍用力）50～100次；再改为旋转按摩腰阳关穴50～100次，以局部发热、有酸胀感为宜。

❀ 艾灸腰阳关穴

依旧首选简单安全的艾条温和灸。患者俯卧，露出腰部的腰阳关穴，操作者点燃艾条后，在距离患者腰阳关穴的皮肤2～3厘米处进行熏灸，持续10～15分钟。

用艾炷隔姜灸，每次施灸5～7壮，以局部皮肤潮红湿润为宜。

第五章
穴位用得好，散寒暖身有奇效

阳池穴　人体阳气的生发池

很多女性朋友有手脚冰凉的症状，这往往是阳气不足的表现。简单来说，就是四肢缺乏阳气的濡养所致。在此，笔者推荐一个补充阳气的好方法，即刺激手部的阳池穴。

阳池穴属于手少阳三焦经，而手少阳三焦经是人体阳气循行的主要通道。阳池穴如同它的名字一样，是人体阳气的生发池。女性朋友通过按摩或艾灸阳池穴，能有效增加体内的阳气，促进气血的流通，从而使更多的阳气被输送到四肢的末端。这样的话，女性朋友冰凉的手脚自然就暖和起来了。

❀ 精准取穴

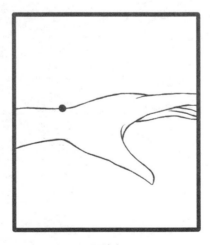

阳池穴

阳池穴位于腕背横纹上,正对中指、无名指指缝;或在腕背横纹中,指伸肌腱的尺侧缘凹陷处。

取穴时,正坐,屈肘向内,手平伸,掌心向下,用另一手轻握手腕处,四指在下,拇指在上,弯曲大拇指,指尖垂直按腕背横纹中点处即是。

❀ 按摩阳池穴

用一只手的拇指或中指按压另一只手的阳池穴3～5分钟,以有酸胀感为宜。换另一侧重复。

用一只手的拇指或中指在另一只手的阳池穴处,以适当的力度旋转揉动3～5分钟。换另一侧重复。

❀ 艾灸阳池穴

操作者取两根艾条点燃,分别在距离患者阳池穴的皮肤2～3厘米处熏灸10～15分钟,以患者局部皮肤潮红发热为宜(两只手同时进行,生发阳气的功效更加显著)。患者自己操作时,可先灸一只手的阳池穴,再灸另外一只手。

暖养小贴士

如今,无论是办公还是居家都离不开电脑。不过在使用电脑时,会带来一些副作用,比如"鼠标手"。在闲暇之余,不妨花几分钟来按揉阳池穴,可以促进手部的气血运行,有效预防"鼠标手"。

第五章
穴位用得好，散寒暖身有奇效

劳宫穴　人体的"劳动模范"

在我们双手的掌心各有一个堪称"劳动模范"的穴位，即劳宫穴。劳宫穴属于手厥阴心包经，"心为君火"，"心包为相火"，心包对心脏起着保护作用，心包相火清降，则心火自消。中医认为，刺激劳宫穴能起到清心泻火、静心凝神的作用，有利于女性朋友烦躁不安时快速恢复镇定。

另外，体寒的女性朋友常睡眠不佳，也适合用此穴缓解。建议体寒失眠的女性朋友，可以在临睡前按揉劳宫穴，并配合搓揉涌泉穴，从而使"心肾相交"，能有效改善失眠。

刺激劳宫穴还有很多作用，如劳宫穴位于手掌的肠胃反射区，被胃寒胃痛困扰的女性朋友，可以在每天早晨7～9点胃经当令的时候，用拇指以转圈的方式按压劳宫穴，直至局部发热，这样做有暖胃、养胃的功效。

🍀 精准取穴

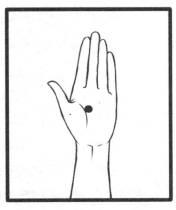

劳宫穴

位于人体的手掌心，在第2、3掌骨之间偏于第3掌骨处。

取穴时，掌心向上，手握成拳，中指指尖按住的地方就是劳宫穴。

❀ 按摩劳宫穴

拇指按在劳宫穴上，其余四指贴在手背，然后拇指用力按压揉动穴位，持续2～3分钟。换另一侧重复。

❀ 艾灸劳宫穴

取艾条一根，点燃后在距离劳宫穴的皮肤2～3厘米处进行温和灸，每次10～15分钟，以局部温热、无灼痛感为宜。

《备急千金要方》指出："劳宫主大人小儿口中肿，腥臭。"女性朋友心火过旺不仅会烦躁不安，还易引发口臭。遇到这种情况，可以按摩或艾灸劳宫穴以清泻心火，治疗口臭。

三阴交穴　温养女人不显老

三阴交，是三条阴经交会的意思。这三条阴经是指足太阴脾经、足厥阴肝经、足少阴肾经，它们分别与脾、肝、肾相关，其中脾主统血、肝藏血、肾藏精生血。也就是说，女性朋友经常刺激三阴交穴，对这三个脏腑有益，有助于气血充盈。女人气血充足，不仅身体温暖，而且月经不调、痘痘色斑也会消失，更显女人味。

第五章
穴位用得好，散寒暖身有奇效

此外，三阴交穴还是公认的保养子宫和卵巢的要穴。笔者建议女性朋友们，经常在17～19点（肾经当令的时候）按揉每条腿上的三阴交穴各15分钟，会有良好的保养子宫和卵巢的作用。

需要注意的是，古人曾用刺激三阴交穴和合谷穴的方式堕胎，因此孕妇不要刺激三阴交穴，更不要与合谷穴一起按揉。

❀ 精准取穴

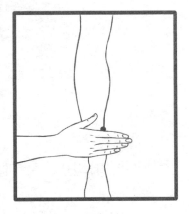

三阴交穴

三阴交穴在两小腿内侧，内踝尖直上3寸处。

取穴时，以内踝尖为起点，将自己的一只手横着放，以中指中间关节为标准，约四根手指宽的距离处即是三阴交穴。

❀ 按摩三阴交穴

用一手手掌或将手掌半握成拳，以适当的力度拍打三阴交穴约100下。换另一只脚重复。

取正坐姿势，先将左脚盘架在右腿上，用一手大拇指指尖以适当的力度按揉三阴交穴3～5分钟，以局部发热、有酸胀感为宜。换另一只脚重复。

❀ 艾灸三阴交穴

取艾条一根，点燃后在距离三阴交穴的皮肤2～3厘米处进行熏灸，每次10～15分钟。

用艾炷隔姜灸三阴交穴，每次5～7壮，3日1次（艾炷灸的频率要比艾条灸低）。

艾灸三阴交穴时，至少要隔一天才能进行下一次。初始阶段，如前两个星期，可以每周进行3次，之后可以慢慢减少到2次或1次。

足三里穴　调胃脏，充气血

有些女性朋友虽然把很多有营养的食物都吃进了肚子，但由于胃脏功能不佳，经常胃胀胃痛，吃进去的东西不消化，使食物的营养无法被身体完全吸收。这类女性朋友自然也就成了气血不足、体寒怕冷的体质。

在此，笔者建议这些女性朋友试试按摩或艾灸足三里穴。足三里穴是足阳明胃经的重要穴位，而胃经是多气多血的经脉，是采纳气血的重要通道，其循行的路线途经头部、面部、胸腹部、腿部，可以说是从头到脚。女性朋友经常刺激足三里穴，能促进胃经的气血运行，让胃经畅通无阻；胃经通畅了，有了气血的营养，女人便如花一样美丽。这也正是我们常说的"常按足三里，胜吃老母鸡"的原因。

第五章
穴位用得好，散寒暖身有奇效

❀ 精准取穴

足三里穴位于小腿前外侧，外膝眼下3寸，胫骨侧约一横指处。

取穴时，以外膝眼为起点，将自己的一只手横着放，以中指中间关节为标准，约四根手指宽的距离处即是足三里穴。

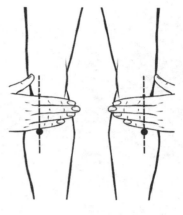

足三里穴

❀ 按摩足三里穴

取坐姿，左右手握成拳，以适当的力度分别捶打两腿上的足三里穴；再分别用两手的大拇指、食指或中指指腹按揉足三里穴，以局部发热、有酸胀感为宜。

❀ 艾灸足三里穴

坐姿，伸直双腿，露出足三里穴；取艾条一根，点燃后在距离一侧足三里穴的皮肤2～3厘米处熏灸10～15分钟，以局部皮肤潮红发热为宜。换另一侧腿重复。

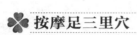

足三里穴，"三里"指理上、理中、理下。胃处于腹的上部，胃胀、胃痛的时候要"理上"，按足三里穴的时候要同时向上方使劲；腹部正中出现不适，要"理中"，只要向内按就行；小腹（腹的下部）出现不适，按足三里穴的时候要同时向下方使劲，这叫"理下"。

血海穴　补血养血，活血化瘀

我们都知道，由于生理上的特点，适龄女性会不断地重复生血和失血的过程，因此中医讲"女子以血为用"。正因如此，有个穴位对女性来说尤为重要，那就是血海穴。

血海穴属于足太阴脾经，"脾为后天之本，气血生化之源"，顾名思义，血海是脾经所生之血汇集的海洋。因此如果女性朋友血虚，可以用血海穴来治疗。另外，脾主统血，有统摄血液，使其正常运行的功能。因此如果女性朋友血瘀，也可以找血海穴来帮忙。总之，血海穴是治疗女性血证的要穴。

精准取穴

位于大腿内侧，髌底内侧端上2寸，在股四头肌内侧头的隆起处。

取穴时，先采用端坐屈膝的姿势，将食指、中指、无名指并拢起来向上伸直，按在髌骨的上缘，拇指保持45度角的倾斜，拇指指尖处就是血海穴。

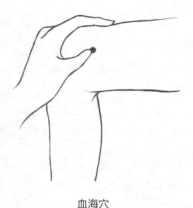

血海穴

按摩血海穴

坐姿，用左右手的拇指分别按揉左右腿上的血海穴，每次按摩3～5分钟，以局部发热、有酸胀感为宜。

第五章
穴位用得好，散寒暖身有奇效

🍀 艾灸血海穴

坐姿，取艾条一根，点燃后在距离血海穴的皮肤2～3厘米处熏灸，每次10～15分钟，以局部皮肤潮红发热为宜。9到11点正值脾经当令，此时艾灸或按摩血海穴，功效更加显著。

暖养小贴士

在中医理论中，风是导致皮肤疾病的重要原因。正所谓"治风先治血，血行风自灭"，许多女性朋友皮肤瘙痒，除了外在环境干燥，根源就是皮肤没有得到气血的滋养。因此，改善皮肤瘙痒也常艾灸血海穴。

阴陵泉穴　祛除湿气的好帮手

我们已经知道，体寒的女性朋友体内多伴有湿气。而对于体湿，笔者被问得最多的一个问题是："水喝多了会导致体湿，那少喝点水不就可以了吗？"没那么简单。中医认为，体内湿气重是因为自身运化水液的系统出了问题，比如脾阳不足、肾阳不足等。事实上，如果没有这些问题，那么即使水喝得多，我们的身体也能自行排泄出去；而有了这些问题，会导致体内多余的水排不出去，即使是少喝水，也会出现体湿的问题。

女性朋友一旦体内湿气重，就会阻滞气机、损伤阳气，会感觉周身困重、四肢倦怠、关节痹痛，不仅异常难受，健康也会因此而出现问题。在此，笔者推荐一个能祛除湿气的穴位——阴陵泉穴。阴陵泉穴是足太阴脾经的穴位，自古便是祛湿的要穴，医圣张仲景就经常使用该穴来为患者除湿。

❧ 精准取穴

阴陵泉穴位于小腿内侧，膝下胫骨内侧凹陷中。

取穴时，端坐屈膝，手放在髌骨的内侧，然后向下按动，按到一处凹下去的地方，这里就是阴陵泉穴。

❧ 按摩阴陵泉穴

用大拇指指腹按揉阴陵泉穴，至有酸胀感。先左后右，两侧穴位各按揉2～3分钟。

阴陵泉穴

❧ 艾灸阴陵泉穴

坐姿，取艾条一根，点燃后在距离阴陵泉穴的皮肤2～3厘米处熏灸，持续10～15分钟，以局部皮肤潮红为宜。

暖养小贴士：将白参贴在阴陵泉穴上，有较好的祛除寒湿的功效。去药店买一些白参，捣碎备用。先按摩阴陵泉穴，再把准备好的白参敷在穴位上，最后用医用纱布和胶布固定即可。一般只敷贴左侧阴陵泉穴，睡前敷好，早晨摘掉。

第五章
穴位用得好，散寒暖身有奇效

太溪穴　可改善手脚冰凉

中医认为，肾经的水液从涌泉穴而起，流注到太溪穴形成较大的溪流，从而滋润全身。《黄帝内经》云："肾者生气之源，十二经之本，太溪则其输穴也。"意思是说，肾经所需要的气、血及水液，都是通过太溪穴来输送的。太溪穴位于足内侧，属于足少阴肾经，是肾气最旺盛的地方。

很多女性朋友常年手脚冰凉，常常是体内虚寒、肾阳不足引起的。体内虚寒、肾阳不足者，气血流到四肢时已经是强弩之末，自然无法给手脚带来温暖。对此，笔者建议这些女性朋友可以试试按摩或艾灸太溪穴（17～19点肾经当令时），能补肾阳、祛寒气，促进气血更好地流注到四肢，手脚自然也就暖和了。

❀ 精准取穴

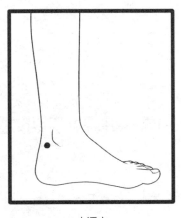

太溪穴

位于足内侧，内踝后方，内踝尖与跟腱之间的凹陷处。

太溪穴不难找到，它就在我们脚的内侧，在内踝尖与跟腱之间凹陷的地方。如果用手指按揉，会有微微的胀痛感。

❀ 按摩太溪穴

四指放在脚背上，大拇指弯曲，从上往下刮按太溪穴。左右侧各刮30~50下。

用右手大拇指指腹按揉左脚太溪穴，持续50~100次。换对侧重复。

❀ 艾灸太溪穴

取艾条一根，点燃后在距离太溪穴的皮肤2~3厘米处进行温和灸，持续10~15分钟，以局部有温热感为宜。

暖养小贴士：与补穴足三里穴相比，太溪穴偏重于补先天（"肾为先天之本"），而足三里穴则偏重于补后天。因此，太溪穴又被视为全身的大补穴。

太白穴　健脾补脾功效强

中医认为"脾为后天之本"，为人体"气血生化之源"。女性朋友一旦脾虚，势必影响食物中营养精微的运化、水液的输布及气血的生化。正所谓"虚则寒"，易给寒邪可乘之机。

第五章
穴位用得好，散寒暖身有奇效

那么，脾虚有哪些症状呢？最简单的办法就是看舌头。健康的舌头表面为红色，看上去很润泽，舌面上有一层舌苔，轻薄且干净。如果舌苔很厚，且看起来粗糙，那很可能是脾出了问题。其次，腹泻是脾虚的典型症状，主要是由于脾阳虚造成食物精微无法运化，湿气入侵，导致大便稀溏。另外，白带过多、月经量过少或过多都可能是脾虚引起的（脾虚无法统摄经血，则月经量多；脾虚引起气血不足，则月经量少）。

总之，脾虚对女性的危害很大，治疗上以健脾益气为主。在此，笔者推荐一个健脾补脾的重要穴位——太白穴。太白穴是脾经的原穴，善治脾脏疾病。

❀ 精准取穴

位于足内侧缘，当第1跖趾关节后下方凹陷处。

取穴时，五根脚趾集体向下弯曲紧绷，用手摸大脚趾下面，这里有一块明显的突骨，向突骨下方摸去有一处凹陷地带，这里就是太白穴。

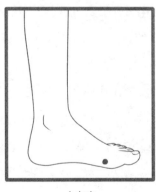

太白穴

❀ 按摩太白穴

两腿盘坐，以一手拇指指腹点揉太白穴，力度要均匀、柔和，以有酸痛感为宜。每次按摩3～5分钟，9～11点按摩效果佳（此时脾经当令）。

❀ 艾灸太白穴

取艾条一根，点燃后在距离太白穴的皮肤2～3厘米处进行熏灸，每次10～15分钟。

涌泉穴 暖身养肾的"泉眼"

在前面，我们提到过涌泉穴。涌泉穴是人体穴位中最低的一个，它被我们踩在脚底。不过，绝对没有人会轻视它。涌泉穴是肾经的第一个穴位，《黄帝内经》中说："肾出于涌泉，涌泉者足心也。"意思是说，肾经之气起源于我们脚下的涌泉穴，这股喷发涌动的泉水从涌泉穴出发，灌溉到身体的每一处角落。

涌泉穴是养生保健的要穴，刺激该穴具有益精补肾、滋养脏腑的作用。对于女性来说，无论是暖身养肾，还是抗病防衰，都要常用涌泉穴，让肾经之气源源不断地向上喷发，滋养全身。

❀ 精准取穴

位于人体足底，在足前部凹陷处，第2、3趾缝纹头端与足跟连线的前1/3处。

取穴时，食指放在第2和第3脚趾的指缝中间，食指垂直向下移动，到了脚掌前1/3的凹陷处停止，这里就是涌泉穴。

❀ 搓擦涌泉穴

两手互搓至掌心发热，然后一只手的掌心紧贴着涌泉穴，以涌泉穴为中心，快速地上下擦动脚底，至脚底发热。两只脚交替进行。

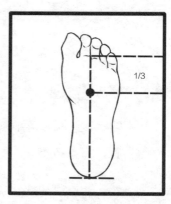

涌泉穴

第五章
穴位用得好，散寒暖身有奇效

🍀 艾灸涌泉穴

患者平躺，操作者取艾条一根，点燃后在距离患者涌泉穴的皮肤2～3厘米处进行熏灸，以无灼痛感为宜。一般左右涌泉穴各灸10～15分钟。

暖养小贴士："发为肾之余"，经常刺激涌泉穴，不仅能暖身养肾，而且能促进头发自然乌黑、不易脱落，能较好地预防头皮屑及白发早生。

专家在线：按摩和艾灸的注意事项

🍀 按摩注意事项

按摩前

1. 按摩前操作者要将双手洗净，修剪指甲，同时要把妨碍按摩的一切首饰物品摘掉，如手表、戒指等。

2. 要根据当天的天气情况，选择适宜的环境。夏季按摩，宜选择空气流通、安静的环境（但不要对着风口按摩）；冬天应保持室内温暖，操作者的手要暖和，以免引起患者肌肉紧张。

按摩中

1. 选择适宜的按摩方法。面积较小的酸痛部位（如四肢），宜用手指指腹按揉；面积较大的部位（如胸腹），更适合用手掌或掌根按摩。

2. 使用合适的力度，宜平稳、缓慢地进行。给肥胖者按摩，力度可稍大；给体瘦者按摩，力度宜稍小；在肌肉厚的地方（如大腿、臀部），力度要稍大；在肌肉薄弱的地方（如手臂、胸部），力度要稍小。

按摩后

1. 按摩后不要饮用凉水，可以喝点温开水，小口多饮，促进新陈代谢。

2. 按摩后要注意保暖，尤其要注意脚部的保暖。

3. 按摩后1小时内不要洗澡，因为此时穴位打开，洗澡容易让寒邪乘虚而入。

不宜按摩的几个时间

饭后半小时内 ×

饭后，人体的血液集中在胃肠，此时按摩容易造成消化不良。

发热37.5℃以上 ×

按摩穴位会对身体产生刺激，发热时按摩易使病情加重。

饥饿或疲劳时 ×

人体若处于饥饿或疲劳状态时，体内血糖偏低，按摩反而会耗损能量。

经期 ×

女性经期不建议按摩，尤其是腰部、腹部、骨盆，以免刺激子宫，影响正常的月经生理过程。

皮肤损伤时 ×

在皮肤发炎、烫伤、外伤的情况下，按摩易加重病情，还可能导致细菌感染。另外，若有疱疹等皮肤疾病，也可能因为按摩而扩大感染部位。

脱臼、骨折、急性扭伤时 ×

如果脱臼、骨折，按摩可能会加重骨关节错位。如果是急性扭伤，扭伤部位的周围软组织处于水肿状态，此时按摩会加重软组织肿痛。

第五章
穴位用得好，散寒暖身有奇效

🍀 艾灸注意事项

艾灸前

1. 宜了解一些艾灸的基本常识，尤其要做到取穴准确。

2. 准备优质艾条，那些制作粗糙的艾条里杂质较多，燃烧过程中易掉灰，容易导致烫伤。

3. 注意保暖，尤其要注意避风，不要给寒邪、风邪可乘之机。

艾灸中

1. 要注意安全使用火种，防止艾火灼伤皮肤，防止烧坏衣服、被褥等物品。

2. 艾灸时由于热力的作用，会使局部的毛细血管扩张，促进血液流动，因此会出现皮肤潮红的现象。

3. 在艾灸的整个过程中，忌喝冷水及吃生冷的食物，否则与艾灸的目的背道而驰。

4. 一个穴位艾灸完毕，要轻轻拍打或按揉穴位及周边位置，这叫封穴。封穴后，要及时用衣物遮盖艾灸部位。

艾灸后

1. 艾灸结束后，要将燃烧的艾条或艾炷彻底熄灭，以防引起火灾。

2. 很多人艾灸后会感到口渴，这是正常的生理反应。建议喝60℃左右的温开水或红糖水，不要喝凉水或菊花茶等寒凉性饮料。

3. 艾灸后2小时内不要触碰冷水（更不能立即洗澡），即使是洗手，也要用温开水，否则寒邪、湿邪容易进入穴位和经络。

还要注意的几点

1. 艾灸的对象是穴位，取穴不一定多，但要对症。

2. 久用火为灸，要取得根本性的疗效，必须长时间坚持艾灸。

3. 艾灸的顺序为：先灸上，后灸下；先灸背，后灸胸腹；先灸头，后灸四肢；先灸阳经，后灸阴经。

4. 颜面部、颈部及大血管走行的体表区域不宜直接灸。居家艾灸，推荐较为安全的艾条温和灸及艾炷间接灸。

5. 实热证或邪热内炽，如高热、皮肤疔痈并有发热者，均不宜艾灸。

6. 大喜、大悲、大怒……情绪不稳定时，艾灸的效果会打折扣；过饥、过饱时，也不适合艾灸；脉搏每分钟超过90次，最好不要艾灸；孕妇禁止艾灸。

暖养小贴士

女性朋友初次艾灸，时间要短（可以少于10分钟）、火力要小（艾条离皮肤3～5厘米）。艾灸肌肉厚的部位（如大腿、背部），施灸时间可以稍长一点；艾灸肌肉薄的部位（如头面、四肢末端），施灸时间可以稍短一点。

第六章

体寒惹的身心病，调养一下就会好

身体虚寒的女性朋友容易惹来很多疾病，比如胃痛、腹痛、腹泻、便秘、面色苍白、头发干枯、咳嗽等。治疗时如果不将寒气祛除，则难以痊愈，且病情长、容易反复。

胃寒胃痛，打好"保胃战"

体寒的女性朋友常伴有胃寒，表现为常因天气变冷、饮食生冷而引发胃脘疼痛，且疼痛时伴有胃部寒凉感，得温则痛减，治疗上宜温胃散寒。

面对胃寒，女性朋友要打好"保胃战"。注意胃部保暖，避免受凉；不要吃生、冷、硬、黏、刺激性的食物，忌烟戒酒，平时饮食以温、软、淡、素、鲜为宜，规律饮食，避免暴饮暴食；注意情绪调养，尽量保持心情愉悦，避免紧张、焦虑、愤怒等不良情绪。

❀ 暖养食谱推荐

良姜粥

 原料　　　　　　　　　　　　 调料

高良姜10克，粳米100克　　　　　无

 做法

❶ 将高良姜洗净，切成末；粳米淘洗干净。

❷ 砂锅中加高良姜和2000毫升清水，大火煮沸后改小火煎至1500毫升，去掉高良姜渣。

❸ 将洗净的粳米放入高良姜汁中，熬煮成粥，趁热食用。

功效：《中国药典》记载，高良姜味辛，性热，入脾、胃经，可用于脘腹冷痛、胃寒呕吐、嗳气吞酸。

第六章
体寒惹的身心病,调养一下就会好

白胡椒酿红枣

原料
白胡椒12粒,红枣6粒

调料
无

做法
❶ 将红枣洗净、去核,白胡椒用刀拍裂。
❷ 在每个去核的红枣内塞入2粒白胡椒,待煮饭时,放在米上蒸熟食用。

功效:胡椒味辛,性热,入胃、大肠经,可温中散寒,对胃寒呕吐、食欲不振有良好的疗效。

胡萝卜炖羊肉

原料
羊肉500克,胡萝卜200克

调料
葱段、姜片、植物油、香油、料酒、胡椒粉、盐各适量

做法
❶ 将羊肉洗净,切成小块,入沸水中汆烫、沥干水分;胡萝卜洗净,切块备用。
❷ 锅中加植物油烧热,下羊肉翻炒至变色,加入适量清水、葱段、姜片、料酒,大火煮沸后改小火炖约1小时。
❸ 放入胡萝卜块,继续炖至所有食材熟,加少许盐、胡椒粉调味,出锅前淋少许香油即可。

功效:羊肉有进补、暖身的双重功效,非常适合胃寒者食用。这款菜荤素搭配、滋味鲜香,有较好的暖中补虚、养胃益肾的作用。

暖养穴位推荐

对于胃寒的女性朋友,推荐按摩或艾灸天枢穴、足三里穴及中脘穴。前两个穴位,前面已有讲述,在此笔者简要介绍一下中脘穴。

中脘穴是手太阳小肠经、手少阳三焦经、足阳明胃经和任脉之会穴(四条经脉的交会穴位),位于上腹部,被称为"胃的灵魂腧穴",刺激该穴具有健脾和胃、补中益气、化湿和中等作用,是公认的养胃要穴。

精准取穴

中脘穴位于人体上腹部,前正中线上,当脐中上4寸。

取穴时,采用仰卧的姿势,该穴位于胸骨下端和肚脐连线的中点处。

按摩中脘穴

掌心搓热,将右手掌心放在中脘穴上,肘关节自然弯曲,手腕放松,顺时针方向按揉3～5分钟,以局部有温热感为宜。

艾灸中脘穴

患者平躺,露出中脘穴,操作者取艾条一根点燃,在距离中脘穴的皮肤2～3厘米处进行熏灸,每次10～15分钟,以皮肤温热、有红晕为宜。

事先准备好姜片和艾炷,用艾炷隔姜灸的方式灸中脘穴,每次5～7壮,以局部皮肤潮红湿润为宜。

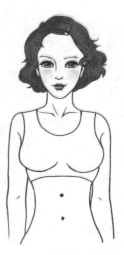

中脘穴

第六章
体寒惹的身心病，调养一下就会好

体寒腹痛，找神阙穴帮忙

体寒的女性经常会腹痛，尤其是喝了凉水、吃了生冷的食物，甚至是睡觉时腹部暴露在外面，都会导致突如其来的腹痛。这种腹痛常伴有舌苔白腻、畏寒怕冷、小便清长、大便稀溏的症状，且"得温则减"，只要用热毛巾或热水袋捂一捂腹部，腹痛便能缓解。

事实上，女性朋友要想避免体寒腹痛，无须依靠药物，暖养依旧是关键。日常生活中，要留意那些微小的暖养细节（比如温热饮食、温暖着装），且务必做好腹部的御寒保暖工作。

另外，一旦体寒腹痛，有个快速缓解的好方法，就是找神阙穴帮忙。神阙穴俗称"肚脐眼"，又叫"脐中"，属于任脉。敷贴、按摩或艾灸神阙穴，能温通元阳、复苏固脱、调和脾胃，对体寒引起的腹痛、腹泻、痛经等有良好的疗效。

精准取穴

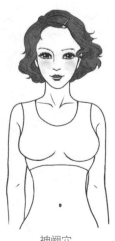

神阙穴

神阙穴位于人体腹部，肚脐中央。

❀ 敷贴神阙穴

热盐敷：把粗盐炒热，装入准备好的布袋中封好，等温度合适时敷在肚脐上，至盐冷却后取下。

花椒敷：花椒8粒捣碎，加一点艾绒混合在一起填入肚脐，用干净纱布贴好，1～2小时后取下。

葱白敷：取大葱葱白2段，切成小段后放入锅中炒至焦黄，趁热捣烂，然后填入肚脐，用干净纱布贴好，1～2小时后取下。

❀ 按摩神阙穴

左手掌心覆盖在肚脐上，右手覆盖在左手上，双手掌同时用力按揉神阙穴。左右手注意互换位置，各按揉3～5分钟，以局部发热为宜。

❀ 艾灸神阙穴

患者仰卧，操作者将艾条点燃，在距离患者肚脐2～3厘米处进行熏灸，每次10～15分钟。

用隔姜灸或隔盐灸的方法施灸神阙穴，每次3～7壮，以局部皮肤潮红湿润为宜。隔天灸1次，灸后注意腹部保暖。

暖养小贴士：肚脐部位的皮肤很薄，容易受到寒邪侵袭。腹痛、腹泻就是身体发出的警报，因此要特别注意此处的保暖。艾灸神阙穴时，也要特别留意室内温度，艾灸结束后立即用衣物遮挡肚脐。

第六章
体寒惹的身心病，调养一下就会好

经常腹泻，暖养止泻才正确

体寒的女性不仅易腹痛，而且常伴有腹泻。简单来说，腹泻是肠道为排出多余的水分来温暖身体而产生的反应。相较普通腹泻来说，体寒引起的腹泻要更严重一些，主要表现为久泻不止、缠绵不愈、大便清稀，并有面色苍白、手脚冰凉、食欲不振等体寒的常见症状。

对于体寒引起的腹泻，治疗上以暖养止泻为原则，建议及时找医生诊治。日常调养务必要注意保暖，适当喝些温热的水或淡盐水以防身体脱水。另外，腹泻期间的饮食要避免寒凉，以清淡、易消化为原则，可以喝些粥及吃些面食。

暖养食谱推荐

生姜山药粥

 原料

生姜5克，山药30克，粳米50克

 调料

红糖适量

做法

❶ 生姜去皮、洗净，剁成粒；山药去皮、洗净，切成块；粳米淘洗干净。
❷ 锅中加适量清水，放入粳米、生姜粒、山药块一起煮粥。
❸ 粥熟后，加少许红糖调味，继续煮1分钟即可。

功效：《中国药典》记载，山药性平，味甘，可用于脾虚食少、泄泻便溏、白带过多。

乌梅粥

原料　乌梅10克，粳米100克

调料　红糖适量

做法

❶ 乌梅洗净、沥干，粳米淘洗干净。

❷ 砂锅中加适量清水，放入乌梅、粳米一起煮粥。

❸ 粥熟后，加适量红糖调味，继续煮1分钟即可。

功效：乌梅性平，味酸、涩，对肺虚久咳、久泻久痢、呕吐腹痛等有改善作用。

白扁豆粥

原料　白扁豆50克，粳米100克

调料　红糖适量

做法

❶ 白扁豆洗净，粳米淘洗干净。

❷ 锅中加适量清水，放入白扁豆、粳米一起煮粥。

❸ 粥熟后，加适量红糖调味，继续煮1分钟即可。

功效：白扁豆性微温，味甘，常用于脾胃虚弱、食欲不振、大便溏泻、白带过多、胸闷腹胀。

焦山楂粥

原料　焦山楂20克，粳米100克

调料　红糖适量

做法

❶ 将焦山楂放入砂锅中，加适量清水煎煮取汁。

第六章
体寒惹的身心病，调养一下就会好

❷ 粳米淘洗干净，加入焦山楂水，熬煮成粥。

❸ 粥熟后，加少许红糖调味即可。

功效：焦山楂不是山楂的新品种，而是山楂加工制作成的，药店就有售卖。《中国药典》记载，焦山楂消食导滞作用较强，用于肉食积滞、泻痢不爽。

栗子糊

原料
板栗300克

调料
红糖适量

做法

❶ 将板栗去壳、去皮，晾干后磨成栗子粉，装入密封的玻璃罐子中备用。

❷ 腹泻时，取两勺栗子粉放入锅中，加适量红糖、沸水熬煮，边煮边搅拌，煮成栗子糊，趁热食用。

功效：板栗性温，对寒性腹泻有良好的食疗作用，体寒腹泻的女性朋友不妨一试。

♣ 暖养穴位推荐

针对体寒腹泻，常用的艾灸穴位为中脘穴、神阙穴、天枢穴、足三里穴。如果兼有脾胃虚弱（大便溏泻、迁延反复，并伴有饮食减少、食后脘闷不舒），可配以脾俞穴、胃俞穴等穴位。

脾俞穴

脾俞穴属于足太阳膀胱经，是脾的背俞穴。中医认为，脾主运化，具有调节肠胃功能的作用。因此，刺激脾俞穴可辅助治疗肠胃疾病，改善腹胀、腹泻、呕吐、胃痛等症。

【精准取穴】脾俞穴位于人体背部，当第11胸

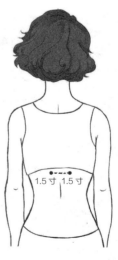

脾俞穴

椎棘突下旁开1.5寸处。取穴时患者采用俯卧姿势，在第11胸椎棘突下，左右旁开二指宽处。

胃俞穴

胃俞穴属于足太阳膀胱经，是胃的背俞穴。胃是人体重要的消化器官，承担着大量的工作。刺激胃俞穴可以增强胃的功能，对寒邪犯胃引起的胃痛、腹泻有较好的改善作用。

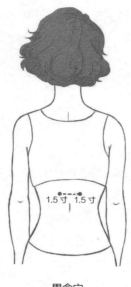

胃俞穴

【精准取穴】胃俞穴位于人体背部，当第12胸椎棘突下旁开1.5寸处。取穴时患者采用俯卧姿势，在第12胸椎棘突下，左右旁开二指宽处。

暖养小贴士　许多女性朋友在腹泻时会第一时间吃止泻的药物，这是错误的做法。因为这样会打乱身体自身的调节节奏，让本该排泄出体外的废物排不出去。无论是哪种类型的腹泻，都不建议立刻吃止泻药，请在医生的指导下用药。

第六章
体寒惹的身心病,调养一下就会好

虚寒便秘,简单几招来缓解

一说到便秘,很多女性朋友都认为,多喝水有助于排便,这是真的吗?

所谓便秘,是指每周排便少于3次,同时排便困难的现象。多喝水可以润肠通便,但并不是每种便秘都可以用喝水来改善。

事实上,只有属于实热便秘的类型才适合多喝水,而虚寒便秘则不宜。

实热便秘与虚寒便秘

类　　型	主要症状	治疗原则
实热便秘	大便干硬,常伴有口臭、口干舌燥、小便短赤、腹胀、腹痛、舌苔黄等症状	治疗上以泻实为主,可以通过增加水分摄取来改善
虚寒便秘	粪便不硬,但排便时却感觉费力,排完感觉很累,平时怕冷,面色苍白,还常伴有手足冰凉、无精打采、小便清长、舌苔白等症状	治疗上以补虚为主,无法通过多喝水来改善

在此,我们主要介绍一下虚寒便秘。虚寒与便秘关系密切:女性朋友身体虚寒,肠道的蠕动能力变差,就容易造成便秘;而经常便秘的人,血液黏稠、流动不畅,则更容易手脚冰凉,患虚寒证。那么,虚寒便秘该如何缓解呢?

要想改善虚寒便秘,暖养补虚是。日常生活中,可适当多吃些有补益通便作用的食物,忌喝刺激性　　　　　咖啡、浓茶、酒等)和食用有酸敛收涩作用的食物(如石榴、　　　柿子等);还要注意做好保暖工作,经常泡个热水澡、用热　　　都有助于改善虚寒便秘。另外,中医讲究"寒者热之",　　　解虚寒便秘的方法。

暖养食谱推荐

糙米红枣粥

原料
糙米60克，红枣6粒

调料
红糖少许

做法

1. 将糙米淘洗干净，红枣洗净。
2. 锅中加适量清水，放入糙米、红枣一起煮粥。
3. 粥熟后，根据个人口味加少许红糖调味即可。

功效：糙米可健脾养胃、调和五脏。现代研究发现，糙米中富含B族维生素和膳食纤维，有促进肠胃蠕动、防治便秘的作用。

红薯糯米饼

原料
红薯300克，糯米粉100克

调料
植物油、白糖、黑芝麻各适量

做法

1. 将红薯洗净，放入蒸锅中蒸熟，放凉至温热，去皮捣成泥，加入白糖拌匀。
2. 再加入糯米粉和适量清水，揉成均匀的面团，分成若干小份，拍成圆饼状，两面撒上黑芝麻。
3. 平底锅加适量植物油，放入制作好的红薯饼，煎至两面金黄即可。

功效：红薯……食用可促进肠胃蠕动。性平的红薯与温补的糯……功效。

第六章
体寒惹的身心病，调养一下就会好

❀ 暖养穴位推荐

艾灸是补虚祛寒的好方法，虚寒便秘推荐艾灸中脘穴、神阙穴、天枢穴、商阳穴、上巨虚穴等穴位。平时常按揉这些穴位，对预防虚寒便秘也有一定的作用。

商阳穴

商阳穴是手阳明大肠经的起始穴，艾灸商阳穴能旺盛大肠经的气血，调节消化道功能，促进肠道蠕动，防治虚寒便秘。

【精准取穴】商阳穴位于食指桡侧端，距离指甲角0.1寸处。取穴时，将食指内侧指甲边的横向边缘和竖向边缘延长，横竖相交的点就是商阳穴。

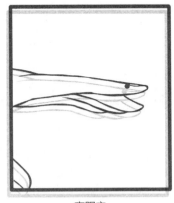

商阳穴

上巨虚穴

上巨虚穴属于足阳明胃经，是大肠的下合穴。艾灸上巨虚穴具有调和肠胃、通经活络的功效，不仅能改善虚寒便秘，还常用于治疗腹胀、腹泻、肠鸣、痢疾。

【精准取穴】上巨虚穴位于小腿前外侧，在外膝眼下6寸处。取穴时，患者采用端坐屈膝的姿势，它就在外膝眼向下两个四指宽的位置（除拇指外，其他四指的宽度约为3寸）。

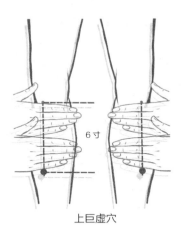

上巨虚穴

> **暖养小贴士**　无论是哪种类型的便秘，都要养成定时排便的好习惯。比如，每天清晨蹲一蹲，5～10分钟就行。即使刚开始时没有便意，但肠道会重新调整排便规律，产生排便反射。

面色苍白，益气补血是关键

除手脚冰凉外，体寒的女性会有面色苍白的表现，这多是由于气血虚弱导致的。面色是气血的"晴雨表"：肌肤白里透红、有光泽、有弹性、没有皱纹和斑点，说明气血充足；反之，如果皮肤粗糙、发白、发暗、发黄、长斑，都说明气血虚弱。另外，体寒女性的气血不足还表现在以下几点。

气血好不好，一看就知道

看眼睛

眼睛清澈明亮、神采奕奕，说明气血充足；眼睛干涩，颜色混浊、发黄，多表明气血不足。

看头发

就东方女性来说，如果头发乌黑、浓密、柔顺，说明气血充足；如果头发干枯、发黄、发白、开叉、脱落，都说明气血不足。

看耳朵

耳朵是人体的缩影，几乎所有脏器的变化都能从耳朵上表现出来。如果耳朵圆润、肥大、饱满，说明气血充足；如果耳朵较小，越来越僵硬，说明气血不足。

看手

如果手总是温暖的，说明气血充足；如果手心偏热出汗或手冰冷，则说明气血不足。如果指腹饱满，肉多有弹性，说明气血充足；反之，手指指腹扁平、薄弱，说明气血不足。

看牙齿

牙齿与肾关系密切。如果牙龈萎缩，常说明体内气血不足。因此，当发现牙齿的缝隙变大了，越来越容易塞牙，就要留意身体的气血状况了。

看睡眠

入睡快、睡得香，呼吸均匀，一觉睡到天亮，说明气血充足；如果入睡困难、容易被惊醒，夜尿多，呼吸深重，都说明气血虚弱。

第六章
体寒惹的身心病，调养一下就会好

暖养小贴士

听声音也能反应气血状况。气血充足的人声音洪亮有力，这也是肺气充足的表现；气血不足的女性朋友常表现为少言懒语、声音低微。

🍀 气血不足，调养这样做

注意暖养

"血得温则行，得寒则凝。"寒邪侵袭会让血液凝结、瘀滞，气血化生受阻。因此，无论是不是体寒引起的气血虚弱，调养时都要注意暖养。比如，穿着注意保暖、温水泡脚、洗热水澡等。

饮食调养

首先要少吃不利于补气血的食物，如寒凉食物、油炸食物等。适当多吃一些营养丰富、益气补血的食物，如红枣、桂圆、樱桃、荔枝、南瓜、山药、乌鸡、牛肉、黑米、黑芝麻、红糖等。

运动调养

运动是必不可少的调养气血的方式。女性朋友经常运动，有助于脾胃将营养物质转化为气血，让人吃得香、睡得着、身体暖。

穴位调养

经常有针对性地做穴位按摩，也有良好的益气补血作用。日常生活中，女性朋友可以经常按揉关元穴、气海穴、血海穴、足三里穴、三阴交穴、涌泉穴等穴位。

🍀 益气养血药膳推荐

阿胶粥

 原料
阿胶20克，鸡蛋2个，糯米100克

 调料
盐适量

做法

❶ 将鸡蛋打入碗内，搅匀；糯米淘洗干净，用清水浸泡2小时。

❷ 砂锅中加适量清水，放入糯米，煮沸后改小火熬煮至熟。

❸ 放入阿胶，淋入蛋液，加少许盐调味，继续煮2分钟即可。

功效：这款粥有补血、润肺、暖胃的功效，尤其适合血虚及虚劳咳嗽的女性朋友食用。

阿胶牛肉汤

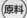 **原料**　　　　　　　　　　　　 **调料**

阿胶15克，牛肉200克　　　　　葱花、姜片、盐各适量

做法

❶ 牛肉去筋，洗净，切成片。

❷ 砂锅中加适量清水，放入牛肉、葱花、姜片大火煮沸，改小火炖30分钟。

❸ 放入阿胶继续炖煮，至熟烂后，加少许盐调味即可。

功效：阿胶与牛肉搭配，养血的功效更加显著，是血虚患者的常用食疗方。

当归粥

原料　　　　　　　　　　　　 **调料**

当归10克，粳米100克　　　　　红糖适量

做法

❶ 当归洗净，放入砂锅中，加适量清水煎煮，去渣留汁备用。

❷ 粳米淘洗干净，加适量清水煮粥，粥沸腾后，加入当归液。

❸ 至粥熟后，加适量红糖调味即可。

功效：这款粥可行气养血、活血止痛、养护肝肾。

第六章
体寒惹的身心病，调养一下就会好

当归炖蛋

原料
当归15克，红枣5粒，鸡蛋2个

调料
红糖适量

做法
❶ 当归、红枣、鸡蛋分别洗净，一起放入砂锅中，加适量清水，大火煮沸，改小火慢炖。
❷ 5分钟后，捞出鸡蛋，剥去外壳，再次放入砂锅中，继续炖煮30分钟。
❸ 加适量红糖调味，稍煮片刻即可。

功效：食用时，捞出当归，喝汤吃鸡蛋、红枣，具有温通经络、行气活血、散瘀止痛等功效。

当归土鸡汤

原料
土鸡1只，当归20克，花生、红枣、黑木耳各10克

调料
姜片、盐各适量

做法
❶ 土鸡处理干净，剁成块，入沸水中焯掉血水捞出。
❷ 将鸡块放入电压力锅内，加适量清水，放入当归、花生、红枣、黑木耳、姜片一起炖煮。
❸ 半小时后即可关火，食用时加适量盐调味即可。

功效：这款汤营养丰富，可补血、调经、益精、养肾。

黄芪粥

原料
黄芪20克，粳米100克

调料
红糖适量

做法

❶ 黄芪洗净、切成片，加水200毫升，煎至100毫升，去渣留汁。

❷ 粳米淘洗干净，加水300毫升煮至米开花。

❸ 加入黄芪汁继续熬煮5分钟，食用时可加适量红糖调味。

功效：这款粥适合清晨食用，具有补气升阳、固表止汗等功效。

黄芪茶

原料

黄芪10克，红枣6粒

调料

无

做法

❶ 黄芪洗净、切成片；红枣洗净、去核，撕成小块。

❷ 将黄芪、红枣一起放入砂锅中，加清水500毫升，大火煮沸，改小火煮20分钟。

功效：这款黄芪茶具有良好的益气补血功效。

黄芪炖乌鸡

原料

乌鸡1只，黄芪30克，白术20克，莲子50克

调料

盐适量

做法

❶ 黄芪、白术一起用纱布包好。

❷ 乌鸡处理干净，将药包塞入鸡腹内，放入砂锅中。

❸ 炒锅中加适量清水，放入莲子，大火煮沸，改小火炖至鸡肉熟烂，拿走药包，加适量盐调味即可。

功效：黄芪补气固表，乌鸡滋养补血，白术健脾益气，莲子清心安神，这款药膳有较好的补气血作用。

第六章
体寒惹的身心病，调养一下就会好

头发干枯，吃黑色食物来调养

女性朋友都希望有一头乌黑浓密的秀发，不过，很多女性的头发看起来像枯草一样，没有光泽，或是头发容易脱落。除染发、烫发造成的头发干枯、受损外，女性朋友因体寒导致血行不畅，致使头发缺少气血的滋养也是一个重要原因。对此，笔者建议，如果因体寒而导致头发干枯、容易脱落，在注意暖养的同时，不妨吃些黑色食物来调养。

中医认为"黑色入肾"，而"肾为先天之本"，"肾藏精，其华在发"，女性朋友适当多吃点黑色食物，有养护肾脏、润泽头发的作用。

黑色食物养肾护发

第一种黑色食物是黑米，它有"补血米"之称，被视为养肾护发的佳品，在前面笔者已介绍过。这里，重点讲述其他食物。

黑芝麻

黑芝麻性平，味甘，可补肝肾、益精血、润肠燥，用于精血亏虚、头晕眼花、耳鸣耳聋、须发早白、病后脱发、肠燥便秘。

推荐食谱：黑芝麻核桃粥、黑芝麻山药羹

黑豆

黑豆性平，味甘，被称为"肾之谷"，有不错的养肾护发功效。《中国药典》还指出，黑豆"益精明目，养血祛风，利水解毒"。

推荐食谱：黑豆红枣粥、黑豆炖牛肉、生发黑豆汤

黑枣

黑枣可健脾养胃、补肝益肾。女性朋友适当吃些黑枣，有助于补气血、乌秀发、润肌肤。

推荐食谱：黑枣枸杞煲鸡蛋

黑木耳

黑木耳性平，味甘，有凉血止血的功效。现代研究发现，黑木耳中富含的微量元素铁和铜是头发黑色素合成的重要元素。

推荐食谱：黑木耳炒猪肝

黑色食物的食用方法灵活多变，不用每次都全部选择，一次只选择1~2种，做到经常食用即可。另外，黑色食物除煮粥食用外，还可煲汤、入菜。

养肾护发食谱推荐

南瓜黑米饭

 原料

黑米200克，小南瓜半个

 调料

白糖适量

 做法

❶ 黑米洗净，加适量清水浸泡6小时，放入锅中蒸熟，根据个人口味加白糖调味。

❷ 选红圆小南瓜半个，去皮、去瓤，洗净备用。

❸ 将黑米填入南瓜中，倒扣在盘子上，入蒸锅蒸熟；取出，用刀将南瓜划成小块，但依旧保持原来的造型。

功效：南瓜黑米饭糯甜适口，十分适合体寒怕冷、头发干枯的女性朋友食用。

第六章
体寒惹的身心病，调养一下就会好

黑芝麻核桃粥

原料
黑芝麻、核桃仁各30克，粳米、糯米各50克

调料
白糖适量

做法
① 黑芝麻、核桃仁分别放入锅中炒香，磨成粉末，加少许白糖混合均匀。
② 粳米淘洗干净，糯米洗净浸泡，两者一起加适量清水煮粥。
③ 粥熟后，加入黑芝麻核桃粉，搅拌均匀，再次煮沸即可。

功效：这款粥不仅能养肝补血、养肾乌发，还能益智健脑、养颜抗衰。

黑芝麻山药羹

原料
黑芝麻30克，山药60克

调料
白糖适量

做法
① 黑芝麻去杂质、洗净，放锅内用小火炒香，研成细末。
② 山药去皮、洗净，切成薄片，放入平底锅中用小火烘干，打成细粉；黑芝麻与山药粉混匀。
③ 锅内加适量清水，大火烧沸，将黑芝麻粉和山药粉慢慢加入锅内，同时放入白糖，不断搅拌，煮约5分钟即可。

功效：黑芝麻和山药都是养肾的好食材。这款羹香甜爽口、营养丰富，有较好的补肝肾、养心脾的功效。

黑豆红枣粥

原料
黑豆50克，红枣6粒，粳米100克

调料
红糖适量

做法

❶ 黑豆洗净，放入清水中浸泡3小时，捞出沥水；粳米淘洗干净；红枣洗净，去核。

❷ 锅中加适量清水，放入黑豆和粳米，大火煮沸后改小火煮约10分钟。

❸ 将红枣放入锅中，继续小火熬煮成粥，加适量红糖调味即可。

功效：这款粥可益气养血、乌发养颜。

黑豆炖牛肉

原料

牛肉300克，黑豆60克

调料

姜片、花椒、盐各适量

做法

❶ 将牛肉洗净，切成块；黑豆洗净，用清水浸泡3小时。

❷ 砂锅中加适量清水，放入牛肉、黑豆及姜片、花椒，大火煮沸后改小火慢炖。

❸ 至牛肉熟烂，加少许盐调味即可。

功效：这款菜制作简单，有良好的益气补血功效。

生发黑豆汤

原料

黑豆、黑芝麻各30克，枸杞子10克

调料

白糖适量

做法

❶ 黑豆洗净，用清水浸泡3小时；枸杞子洗净。

❷ 锅中加适量清水，放入黑豆、黑芝麻、枸杞子一起炖煮。

❸ 至黑豆熟烂，加少许白糖调味，趁热食用。

功效：这款汤是滋养生发的常用食疗方，对改善失眠多梦也有帮助。

第六章
祛寒邪的身心病，调养一下就会好

黑枣枸杞煲鸡蛋

原料
黑枣6粒，枸杞子10克，鸡蛋1个

调料
红糖适量

做法

① 黑枣洗净，去核；枸杞子洗净；鸡蛋洗净，煮熟后去壳。

② 锅中加适量清水，放入黑枣、枸杞子和鸡蛋，大火煮沸后改小火炖15分钟，加少许红糖调味即可。

功效：这款汤营养丰富，对暖身散寒、乌发明目十分有益。

黑木耳炒猪肝

原料
猪肝200克，干黑木耳20克

调料
葱花、姜丝、水淀粉、植物油、香油、料酒、盐各适量

做法

① 将黑木耳用清水泡发，洗净备用。

② 猪肝洗净后切薄片，用水淀粉抓匀，放热水中焯一下，沥干水分。

③ 锅中加植物油烧热，下猪肝片翻炒，加葱花、姜丝、料酒、盐；猪肝煸炒至熟透，倒漏勺里沥油。

④ 继续用锅底的油，下黑木耳，用大火翻炒至熟，加少许盐调味，再把猪肝回锅，淋上香油即可。

功效：这款菜可滋补肝肾，有较好的养颜润发的作用。

体不寒，病不找
一辈子做个暖女人

虚寒咳嗽，方法不对则南辕北辙

记得一年深秋，李女士咳嗽经久不愈。一天，她来找我诊治，我发现她的舌苔白滑、脉象细沉无力，而且伴有手脚冰凉、睡眠不佳等状况。经过仔细诊断，我确定她的身体虚寒得厉害，但她一直在自行服用清热止咳的药物，这完全是南辕北辙，结果可想而知。

一般来说，身体虚寒或风寒感冒引起的咳嗽，应服用具有宣肺止咳、解表散寒功效的止咳药，如"通宣理肺丸""小青龙颗粒""杏苏止咳糖浆"等。当然，如果能配合暖养饮食和穴位调理，则散寒止咳的效果会更加显著。

暖养食谱推荐

蒸大蒜水

 原料

大蒜3～5瓣

 调料

冰糖适量

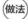 做法

❶ 大蒜去皮、洗净，拍碎，放入碗中。

❷ 加入适量冰糖，再放入大半碗清水。

❸ 碗加盖送入蒸锅，大火烧沸，转小火蒸15分钟即可。

功效：这是虚寒咳嗽的常用食疗方，有温肺散寒、化痰止咳等功效。

第六章
体寒惹的身心病，调养一下就会好

芥菜姜汤

原料
新鲜芥菜80克，生姜10克

调料
盐适量

做法
❶ 芥菜洗净，切成小块；生姜去皮、洗净，切成片。
❷ 锅中加4碗清水，放入芥菜、姜片，大火煮沸后改小火煎煮。
❸ 至水还剩下两碗时，加少许盐调味即可。

功效：芥菜可宣肺豁痰，但热性咳嗽者忌用。

姜蛋汤

原料
鸡蛋1个，生姜8克

调料
植物油、盐各适量

做法
❶ 生姜去皮、洗净，切成丝。
❷ 锅中加少许植物油烧热，下鸡蛋煎至两面金黄。
❸ 放入姜丝，加入适量凉白开，煮5分钟，加少许盐调味即可。

功效：这也是虚寒咳嗽的常用食疗方，女性朋友不妨一试。

暖养小贴士

寒性咳嗽和热性咳嗽症状不同。寒性咳嗽表现为痰液稀薄，而且鼻涕也比较稀，颜色为清水状，需要用温热性药物；热性咳嗽表现为痰液浓厚、颜色黄，而且鼻涕也是黄色的，需要用寒凉性药物。

❀ 暖养穴位推荐

风门穴

风门穴属于足太阳膀胱经，为气息出纳的通道。风门穴有疏通肺气、疏散风邪、调节气机的功效，对于肺脏疾病有辅助治疗作用。按摩或艾灸风门穴，可防治风寒感冒，缓解虚寒咳嗽。

【精准取穴】风门穴位于人体背部，第2胸椎棘突下旁开1.5寸处。取穴时，先确定大椎穴，用手摸索大椎穴下第2个凹陷中心，左右各两指宽处就是风门穴。

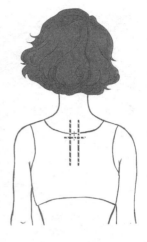

风门穴

肺俞穴

肺俞穴属于足太阳膀胱经，是肺的背俞穴。刺激肺俞穴可改善肺脏功能，辅助治疗与肺有关的疾病。按摩或艾灸肺俞穴可以缓解寒性咳嗽。

【精准取穴】肺俞穴位于人体背部，第3胸椎棘突下旁开1.5寸处。取穴时，只要先找到风门穴，肺俞穴也就不难找了。此穴就在风门穴的下面，也就是大椎穴下第3个凹陷处的左右各两指宽的地方。

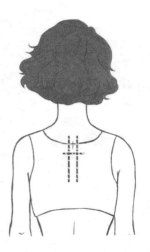

肺俞穴

第六章
体寒惹的身心病，调养一下就会好

痛经，很可能是体寒警报

体寒的女性常会痛经，这是因为寒聚于体内，引起气滞血瘀，使经行不畅而造成的。若女性朋友经常痛经，且伴有面色苍白、畏寒怕冷、手脚冰凉等症状，那么就要警惕是否是体寒了，这往往是身体在向我们发出警报。

如果痛经的根源在于寒，那防治的关键依旧是暖养。注意腰腹部的保暖，即使是在夏季，也不要穿露脐装；饮食上多吃温阳祛寒的食物，如糯米、黑米、南瓜、韭菜、辣椒、生姜、红枣、桂圆、羊肉、牛肉、红糖等；不要总以忙为借口，整天久坐不动，平时要积极参加锻炼，快走、慢跑等有氧运动是首选。

暖养食谱推荐

艾叶生姜煮鸡蛋

原料
艾叶9克，生姜15克，鸡蛋2个

调料
红糖适量

做法
❶ 鸡蛋洗净、煮熟，去壳备用；生姜去皮洗净，切成片。
❷ 砂锅中加适量清水，放入艾叶、生姜、鸡蛋，大火煮沸后改小火炖煮10分钟。

❸ 加红糖调味，去掉渣，吃蛋喝汤即可。

功效：这份食谱来自古代名方"艾姜汤"，有暖气血、温经脉、活血化瘀、扶正祛寒的作用。

山楂温经汤

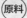原料

山楂30克，生姜15克，红枣8粒

调料

红糖适量

做法

❶ 山楂洗净；生姜去皮、洗净，切成片；红枣洗净，去核。

❷ 将山楂、姜片、红枣一起放入锅中，加适量清水炖煮。

❸ 约20分钟后，加适量红糖调味即可。

功效：这是改善寒性痛经的常用食疗方，可活血化瘀、行气导滞、温经止痛。

山楂桂枝汤

原料

山楂20克，桂枝5克

调料

红糖适量

做法

❶ 山楂洗净，放入砂锅中，放入桂枝及两碗清水，大火煮沸后改小火炖煮。

❷ 煎至剩1碗水时，加入红糖，继续煮2分钟即可。

功效：桂枝具有温通经脉、助阳化气的功效。这款汤有助于缓解寒性痛经，且能改善面色无华。

第六章
体寒惹的身心病，调养一下就会好

韭糖饮

原料

新鲜韭菜300克

调料

红糖适量

做法

❶ 韭菜择洗干净，沥干水分，切碎并捣烂，取汁备用。

❷ 将韭菜汁放入碗中，加适量红糖调匀，隔水蒸10分钟，趁热服用。

功效：韭菜与红糖搭配，具有良好的温经补气功效，可有效缓解体寒痛经。建议月经来潮时，每日饮用1次，连服3日。

❀ 暖养穴位推荐

因体寒引发的痛经，暖养穴位有气海穴、血海穴、关元穴、肾俞穴、腰阳关穴、合谷穴、中极穴等。

合谷穴

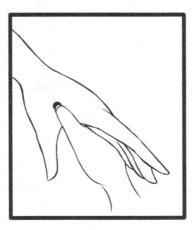

合谷穴

合谷穴属于手阳明大肠经，是公认的特效止痛穴。当感觉疼痛难忍时，建议轮流掐按两手的合谷穴，通常掐按两三次后就能有明显的止痛效果。

【精准取穴】合谷穴位于手背虎口处，在第1掌骨与第2掌骨间的凹陷中。

中极穴

中极穴属于任脉，位于人体的下腹部。中极穴对于调理内在不通的疾病效果显著，如女性月经不调、痛经等。

【精准取穴】中极穴位于下腹部，在前正中线上，当脐中下4寸处。取穴时，患者仰卧，把肚脐到耻骨划分为五等份，从耻骨向上测量1/5的地方就是中极穴。

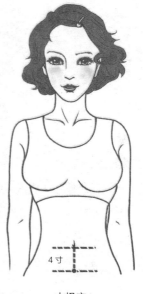

中极穴

体寒心易冷，暖养对抗抑郁症

"体寒心易冷"，许多女性朋友由于生活习惯的问题，导致身体里积攒了很多寒气，从而心火不旺，进而心神损伤，抑郁症便不请自来。可以说，体寒的人更容易患抑郁症。

那么，抑郁症有哪些主要症状呢？又该如何进行调养？

第六章
体寒惹的身心病，调养一下就会好

🍀 抑郁症的主要症状

反应迟钝

抑郁症患者喜欢单独一个人，不喜欢热闹的环境。时间长了，患者和别人交流会出现一定的障碍，会反应迟钝。

情绪低落

如果在出现某些状况时异常悲伤，且悲伤会持续一段时间，看见什么都是不好的一面，从来不会看到阳光、积极的一面，这很可能是患了抑郁症。

十分自卑

抑郁症患者往往都有一个共同点，就是有自卑感。她们总感觉自己什么都做不好，没有存在感，觉得自己处处不如别人，且自己完全不觉得这种心理是不对的。

睡眠障碍

抑郁症不仅会影响人的心情，还会影响睡眠质量。很多患者会出现睡眠障碍，有人甚至怎么睡都睡不着，也就是失眠。

临床发现，每年的11月到次年3月是抑郁症的高发期；而且，抑郁症患者在气温和体温相对较低的上午状态差，而下午到傍晚，随着气温和体温的上升，状态会有明显好转。这也说明抑郁症和体寒的关系密切。

🍀 抑郁症要这样调养

笔者认为，要想彻底远离抑郁症，需要"让身体温暖起来，让心也温暖起来"。使身体温暖，就是要注意暖养，在衣、食、住、行各方面养成暖养的好习惯，这在前面有详细讲述。在此，笔者将从精神角度简要讲述该如何"让心温暖"。

哭——不妨哭一场

不要总是强忍着泪水，适时哭一场是消除紧张、烦恼和痛苦的好方法。

喊——痛快喊一回

可以找个没有人的地方痛快地喊一回，通过无拘无束的喊叫发泄出心中的郁闷。

动——积极进行锻炼

情绪低落时，往往不想动。殊不知，越是不动，注意力就越无法转移，情绪就越低落。因此，可以通过快走、慢跑、打球等运动来发泄。

说——多向朋友倾诉

不要总将不愉快闷在心里，可以向朋友或家人倾诉。当我们说出心中的烦恼时，心情会立刻好起来。向人倾诉，能有效减轻抑郁情绪。

转一转——转变思维

不要被情绪奴役，要做自己情绪的主人！试着调整自己对事情的看法，多从正面看问题，能有效消除不良情绪。

再转一转——转移注意力

不要总把目光盯在某件事情上，可以做些其他积极向上的、感兴趣的事情。

暖养小贴士

如果抑郁持续2周到1个月，只要转变心情，一般可自行恢复。如果持续1～3个月，会轻微影响生活，但现在改变还不晚。如果持续3个月以上，会严重影响生活，并导致健康问题出现，需要积极寻求医生的帮助。